专家与您面对面

食管癌

主编/牛　菲　刘月梅

U0345568

中国医药科技出版社

图书在版编目（CIP）数据

食管癌 / 牛菲，刘月梅主编 . -- 北京：中国医药科技出版社， 2016.1
（专家与您面对面）
ISBN 978-7-5067-7841-1

Ⅰ. ①食… Ⅱ. ①牛… ②刘… Ⅲ. ①食管癌 – 防治 Ⅳ. ① R735.1

中国版本图书馆 CIP 数据核字（2015）第 239293 号

专家与您面对面——食管癌

美术编辑 陈君杞
版式设计 大隐设计

出版 中国医药科技出版社
地址 北京市海淀区文慧园北路甲 22 号
邮编 100082
电话 发行：010-62227427 邮购：010-62236938
网址 www.cmstp.com
规格 880×1230mm $^1/_{32}$
印张 4 $^1/_8$
字数 64 千字
版次 2016 年 1 月第 1 版
印次 2016 年 1 月第 1 次印刷
印刷 北京九天众诚印刷有限公司
经销 全国各地新华书店
书号 ISBN 978-7-5067-7841-1
定价 19.80 元
本社图书如存在印装质量问题请与本社联系调换

内容提要

　　食管癌怎么防？怎么治？本书从"未病先防，既病防变"的理念出发，分别从基础知识、发病信号、鉴别诊断、综合治疗、康复调养和预防保健六个方面进行介绍，告诉您关于食管癌您需要知道的有多少，您能做的有哪些。

　　阅读本书，让您在全面了解食管癌的基础上，能正确应对食管癌的"防"与"治"。本书适合食管癌患者及家属阅读参考，凡患者或家属可能存在的疑问，都能找到解答，带着问题找答案，犹如专家与您面对面。

专家与您面对面

丛书编委会（按姓氏笔画排序）

前言

"健康是福"已经是人尽皆知的道理。有了健康，才有事业，才有未来，才有幸福；失去健康，就失去一切。那么什么是健康？健康包含三个方面的内容，身体好，没有疾病，即生理健康；心理平衡，始终保持良好的心理状态，即心理健康；个人和社会相协调，即社会适应能力强。健康不应以治病为本，因为治病花钱受罪，事倍功半，是下策。健康应以养生预防为本，省钱省力，事半功倍，乃是上策。

然而，污染的空气、恶化的水源、生活的压力等等，来自现实社会对健康的威胁却越来越令人担忧。没病之前，不知道如何保养，一旦患病，又不知道如何就医。基于这种现状，我们从"未病先防，既病防变"的理念出发，邀请众多医学专家编写了这套丛书。丛书本着一切为了健康的目标，遵循科学性、权威性、实用性、普及性的原则，简明扼要地介绍了100种疾病。旨在提高全民族的健康与身体素质，消除医学知识的不对等，把健康知识送到每一个家庭，帮助大家实现身心健康的理想。本套丛书的章节结构如下。

第一章 疾病扫盲——若想健康身体好，基础知识须知道；

第二章 发病信号——疾病总会露马脚，练就慧眼早明了；

第三章 诊断须知——确诊病症下对药，必要检查不可少；

第四章 治疗疾病——合理用药很重要，综合治疗效果好；

第五章 康复调养——三分治疗七分养，自我保健恢复早；

第六章 预防保健——运动饮食习惯好，远离疾病活到老。

按照以上结构，作者根据在临床工作中的实践体会，和就诊时患者经常提出的一些问题，对 100 种常见疾病做了系统的介绍，内容丰富，深入浅出，通俗易懂。通过阅读，能使读者在自己的努力下，进行自我保健，以增强体质，减少疾病；一旦患病，以利尽早发现，及时治疗，早日康复，将疾病带来的损害降至最低限度。一书在手，犹如请了一位与您面对面交谈的专家，可以随时为您答疑解惑。丛书不仅适合患者阅读，也适用于健康人群预防保健参考所需。限于水平与时间，不足之处在所难免，望广大读者批评、指正。

编者

2015 年 10 月

目录

第2章　发病信号
——疾病总会露马脚，练就慧眼早明了

第5章 **康复调养**
——三分治疗七分养，自我保健恢复早

第6章　**预防保健**
——养成饮食好习惯，远离疾病活到老

第 1 章

疾病扫盲

若想健康身体好，基础知识须知道

什么病症称为癌症

何谓癌症呢？简单地说，癌是机体在各种致癌因素的作用下，局部组织异常增生而形成的新生物。癌细胞就是异常增生的细胞，正常的细胞增生是有限度的。由于自我控制机制被破坏，癌细胞可以无止境地增生。

"癌"的英文（Cancer）名字，汉译意为"螃蟹"。为什么称癌为螃蟹呢？这就是说"癌"是一种无规律的，没有明显界限的，像螃蟹一样横行霸道，不受任何约束，任意繁殖，可向周围扩散，不管是硬如石的骨质，还是韧如牛皮的筋膜，都可以被这个号称螃蟹的"癌"所侵犯损害。

引起癌症的原因

（1）外界致癌因素

化学致癌：如芳香胺类，亚硝胺类、砷、铬、镉、镍等。

物理致癌：如电离辐射、日光及紫外线照射等。

生物致癌：如病毒、寄生虫及慢性炎症刺激。

（2）内在致癌因素：遗传因素、种族因素、性别与年龄、激素因素、免疫因素。

癌瘤的生长方式

（1）破坏性生长：癌瘤主要以浸润性的方式生长，癌细胞向周围正常组织的间隙、管道纵行或横行侵入生长，所以癌组织与正常组织分不清明显界限。这种生长方式有人称为"破坏性生长"。

（2）外生性生长：发生在皮肤或管腔里层的癌瘤多向体表或腔内生长，所以，有的是突起肿物，这种方式就叫作"外生性生长"。

什么是癌的转移

所谓转移是指恶性瘤细胞从原发瘤脱落后，通过各种途径抵达不相连续的部位，并继续生长形成新的同样性质的继发瘤。恶性肿瘤的这种特性，应该称为扩散。扩散应包括浸润和转移，因为转移必先有浸润，所以转移又是浸润的严重后果。恶性肿瘤通过淋巴道、血行、种植等方式转移。

癌症转移的因素

癌症转移的主要因素有以下 4 个方面。

（1）癌组织的分化程度：一般癌症的分化程度越低，浸润性越明显，转移发生也越早；

（2）被转移器官的特点：癌症一般容易转移到血液供应丰富的器官，如骨骼、肝脏、肺、脑；

（3）对原发癌的机械刺激：对恶性肿瘤所形成的癌肿，尤其是对血管丰富的肉瘤做过多的按摩及一些不必要的检查措施（如穿刺检查）可使癌细胞进入血液系统，有增加转移的危险；

（4）机体的状态：患者的一般状况差，或者免疫功能低下，都能增加癌症转移的机会。

良性肿瘤对人体有什么影响

（1）阻塞、压迫局部。

（2）内分泌腺的良性肿瘤，常引致激素过量分泌，进而影响全身状况。

（3）少数良性肿瘤可发生恶变。

恶性肿瘤对人体的危害

（1）阻塞和压迫：这一点和良性肿瘤相似，不过恶性肿瘤的阻塞压迫发展迅速，程度也高，如食管癌癌肿可以堵塞食管，造成患者吞咽困难。

（2）破坏所在器官的结构和功能：如肝癌由于肝细胞破坏和肝内胆管阻塞，可引起全身性黄疸。

（3）侵袭破坏邻近器官：如食管癌可穿透食管壁，侵犯食管前面的气管，形成食管－气管瘘；吞咽时，食物落入气管内，引起咽下性肺炎。

（4）坏死、出血、感染：恶性肿瘤生长迅速，癌组织常常因为供血不足而发生坏死，如果癌变组织侵犯血管，可引起出血，如鼻咽癌患者往往有鼻衄（即鼻出血）；肺癌患者常常合并肺部感染。

（5）疼痛：由于癌组织压迫或侵犯神经，可引起相应部位的疼痛，如晚期肝癌、胃癌都有剧烈疼痛。另外，癌症继发感染后，也可以引起疼痛。

（6）发热：肿瘤组织的代谢产物、坏死组织的分解产物以及继发的细菌感染，都可以引起癌症患者发热，一般表现为中低度热。

（7）恶病质：恶病质也有人称为"恶液质"，是指机体严重消瘦、无力、贫血和全身衰竭的状态，它是癌症患者死亡的重要原因。

癌症如何分期

（1）早期：全身一般情况正常，患者多无症状，照常参加正常劳动，癌肿体积小，仅限于患病器官某一部分，大多是在进行健康检查或肿瘤普查时发现，而患者并无主诉。

（2）中期：全身一般情况较差，患者已有症状，但尚可参加一些劳动。肿瘤瘤体较大，有的已超出患病器官，对邻近组织有不同程度侵犯，出现区域外的淋巴结受累，但尚无远处转移。

（3）晚期：全身情况差，患者症状明显，体力不支。肿瘤范围广泛，并已有远处转移的迹象。

常见的癌症危险信号

（1）身体任何部位出现肿块，一天比一天大。

（2）长期治疗而不愈的溃疡。

（3）贫血、发热、出血、骨骼痛。

（4）耳塞、耳闷、头痛、回抽性鼻血。

（5）痣或疣迅速增大，溃烂易出血。

（6）一侧扁桃体一天比一天增大，无明显疼痛和发热，经抗菌消炎治疗后仍无效。

（7）不明原因的声音嘶哑，日益加重。

（8）一天重于一天的头痛，同时有恶心、呕吐、视力障碍。

（9）不明原因的嗅觉失常。

（10）吞咽困难，胸骨后有异物感。

（11）气急、干咳，或痰中带血、持续不断、尤其是吸烟者。

（12）乳房皮肤出现皱纹，两侧大小不等，乳头溢液或破溃，乳头内陷。

（13）胃溃疡反复出血。

（14）消化不良，上腹饱胀不适或食欲不振。

（15）皮肤和眼睛巩膜黄染，一天重于一天，持续1个月以上。

（16）无痛性血尿。

（17）稀便与干结便交替且常有血。

（18）阴道不规则出血，或性交、妇科检查后出血，并有分泌物增多。

（19）绝经后再出现阴道出血。

（20）原因不明的闭经或泌乳。

（21）老年男性排尿困难且有尿意频数，夜尿增多，时有血尿。

（22）一侧睾丸增大、变硬并有坠痛感。

（23）阴茎头上出现皮疹、疖、疣硬结。

（24）男性乳房增大或变硬。

🩺 肿瘤能否遗传

　　临床上观察，常见到癌症患者的后代患癌率比一般人群高一些。如胃癌患者的子女得胃癌的机会比一般高 4 倍；母亲患乳腺癌的女儿乳腺癌的发生率也较高。其他常见的还有食管癌、肝癌、鼻咽癌、结肠癌等。如家庭性结肠息肉病，受遗传因子控制出现家庭成员多发，这种患者有 50% 的病例在 30 岁以后发生恶性变，转变成结肠腺癌，平均死亡年龄为 40 岁，比一般结肠癌患者发病年龄早 15 ～ 20 年；这是一种癌症的间接遗传方式，即这种遗传病在将来 50% 成为癌症，所以说癌症是可以遗传的。

癌症患者为何老年人居多

在癌症患者中，60% 以上是老年人。导致这种现象主要有以下几种因素：

（1）人体进入老年后，其协调机能的衰退和失调是容易患癌症的重要原因。

（2）随着年龄的增高，人体的免疫监视功能下降，例如在细胞免疫反应中起重要作用的 T 淋巴细胞，到了老年，其在血液循环中的绝对数目明显减少。反映细胞免疫功能的淋巴细胞转化率自 50 岁起也不断减弱，随着年龄的增长，对肿瘤起抵抗和防御作用的免疫力逐渐降低。

（3）老年人与致癌环境接触较多。现代科学已经证明，癌症的病因，80% 以上是化学致癌物质引起的，年龄越大，与环境中的致癌物质接触的机会也就越多。在生活工作中，致癌因子作用于人体后，往往经过一个漫长的过程才发病。如：经常与煤焦油、沥青接触的工人，发生皮肤癌的"潜伏期"，一般为 20 年。

什么是食管癌

食管癌是食管黏膜上皮及食管腺上皮发生的恶性肿瘤。初起症状为偶感吞咽困难，特别是食固体食物时尤为明显，随着病情发展，进半流食、流食时亦有困难，最后可致喝水即吐。

食管癌是人类常见的恶性肿瘤，占食管肿瘤的 90% 以上，在全部恶性肿瘤死亡回顾调查中仅次于胃癌而居第 2 位。据估计全世界每年大约有 20 万人死于食管癌，是对人民的生命和健康危害极大的最常见的恶性肿瘤之一。

食管癌的高危人群有哪些

食管癌发病的高危人群主要指以下 6 个类型的人：

（1）有消化系统症状。

（2）有食道癌、胃癌家族史。

（3）以前初筛普查时发现食管黏膜上皮重度增长，或食管炎患者。

（4）原因不明的食管或胃内隐血试验阳性者。

（5）抽烟、抽烟加饮酒，长期大量食用发酵霉变酸菜、霉变食物，缺乏维生素 C、维生素 B、胡萝卜素等的人群。

（6）慢性食管炎伴有不典型增生（特别是重度不典型增生）者为高危人群。

食管癌发病的早期警号

食管癌发病的早期警号有如下表现：

（1）吞咽食物有迟缓、滞留或轻微哽噎感：在早期，这种症状极其轻微不妨碍进食，可自行消退，但数日后又可出现，如果多次反复出现，并逐渐加重，应高度重视。

（2）吞咽时痛感：在吞口水或吃东西时，总感觉胸骨后有定位性疼痛。吞咽过后，这种感觉将会逐渐消退。疼痛的部位有时相当模糊。约40%的患者有程度不等的疼痛症状。

（3）食道内异物感：平时感觉食道内好像有残存饭粒、菜屑附贴在食管壁。大约有10%的患者早期曾有这一症状，这是由于食管黏膜皱壁肿胀，局部充血、上皮增厚或粗糙引起的。

除了上述三类主要症状外，早期食管癌还可能有剑突下隐痛、钝痛、胸骨后闷胀，自觉"胃部"不适，咽部疼痛等等，这些症状远不如前三类症状多见。

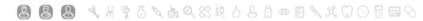

🩺 食管癌的前世今生

据史书记载，我国早在 2000 年前即对本病有所描述，称为"噎膈"或"膈症"，并提出多饮酒、饮热酒及高龄等为可能之病因。域外2 世纪时，Calen 医师描述过阻塞食管之新生物。Czerny 于 1877 年首次成功切除一女性颈部食管癌，食管远端造瘘进食，存活 15 个月。随着麻醉技术的发展，Torek 于 1913 年成功地经胸切除中段食管癌。同年 Zaaijer 切除下段食管癌，上段食管造瘘，用胶管连接腹部的胃造瘘口进食。Kummell（1922）和 Turner（1933）不开胸经纵隔钝性盲目分离切除食管，用胃上提至颈部行食管胃吻合术。Lewis（1946）和 Tanner（1947）分别报告了经右胸和腹径路切除中三分之一处的食管癌。1940 年吴英恺等在我国首次成功地为一患者切除食管癌并行胸内食管胃吻合术。新中国成立后，近 50 年来在我国广大医务人员的积极努力工作下，食管癌的外科治疗工作取得了巨大的进展，县市级医院都能胜任切除手术，高发区少数乡镇医院每年也能手术治疗大量食管癌患者。术式多样化，食管代用器官以胃为主，少数作者也有习惯用结肠或空肠移植的。手术适应证逐渐扩大，手术并发症逐渐减少，肿瘤切除率也明显提高，手术死亡率从当年吴英恺创业时的 30% 以上，下降到目前的 3% ~ 4%。

我国是世界上食管癌的高发地区，其死亡率位居世界首位

根据 1997 年卫生部和全国肿瘤防治研究办公室公布的全国 27 省、市抽样地区 10 种常见恶性肿瘤死亡率构成及位次统计资料，中国食管癌世界调整死亡率为 20.4/10 万，在胃癌、肝癌和肺癌之后居第四位。如按性别分析，男性中死亡率为 27.7/10 万，保持第四位；女性中死亡率为 13.6/10 万，仅次于胃癌居第二位。据估计全世界每年约有 20 万人死于食管癌。近 15 年居民死亡原因的统计显示，高发区河南林县男性死于食管癌者占各种肿瘤死亡的 64.6%，女性占 63.2%。从上述大量统计数字可以看出，食管癌仍是近年来以及今后相当长时间内危害极大的最常见的恶性肿瘤之一，需要深入探索研究其发病病因及流行病学特征，以便寻找并实施有效的防治措施。

食管癌在我国有明显的地理聚集现象

高发病率及高死亡率地区相当集中。其发病率在河北、河南、江苏、山西、陕西、安徽、湖北、四川等省在各种肿瘤中高居首位，其中河南省死亡率最高，以下依次为江苏、山西、河北、陕西、福

建、安徽、湖北等省。年平均死亡率在 100/10 万以上的县市有 19 个，最高的是河北省邯郸市（303.37/10 万）和磁县（149.19/10 万），山西省的阳城（169.22/10 万）和晋城（143.89/10 万），河南省的鹤壁市（169.22/10 万）和林州市（131.79/10 万）。对流行地区分布的深入分析发现，同一省的不同地区可以存在迥然不同的发病情况，高、低水平地区相距很近，而死亡率水平却可相差几十倍到二、三百倍。由高死亡率水平到低死亡率水平常形成明显梯度，呈不规则同心圆状分布。主要的高死亡率水平地区分布在：河南、河北、山西三省交界（太行山）地区；四川北部地区；鄂豫皖交界（大别山）地区；闽南和广东东北部地区；苏北以及新疆哈萨克族聚居地区。在世界范围内同样存在高发区，哈萨克斯坦的古里亚夫、伊朗北部的土库曼、南非的特兰斯开等，其发病率均超过 100/10 万。事实上食管癌发病的地区分布在世界范围内形成一条发病率和死亡率高于 100/10 万的"亚洲癌带"。该地带覆盖面积辽阔，起自俄罗斯的欧洲部分和土耳其，直至中国东部，其中包括土库曼斯坦、哈萨克斯坦及阿塞拜疆。伊朗东北部和阿富汗的土库曼沙漠，以及中国的七个地区，如西北部新疆维吾尔自治区与中北部的河南、河北、山西，福建南部与广东东北部。除特兰斯开外，非洲、西肯尼亚与南马拉维之发病率略低，在北非及西非食管癌罕见。拉丁美洲有两处发病率高于 15/10 万。

14

其一是波多黎各及牙买加等加勒比海岛国；另一处为巴西南部、乌拉圭及阿根廷之东北部。欧洲发病率超过30/10万的有法国的诺曼底、不列坦尼及 Bas Rhin。

食管癌"青睐"男性

我国一般地区男性发病率高于女性，男女比例为 2 ：1。但在异常高发地区，男女比例下降，河南林县为1.5 ：1，江苏淮安为1.4 ：1，山西阳城为1.6 ：1。相反，低发地区男女比例相差较大。从世界范围来看，国外食管癌发病的性别比例特点及变化规律与中国大体相同。但伊朗北部贡巴德地区的土库曼人，女性发病比男性高。这种男女发病不同的现象，有可能是由于两性体内某些病理生理特点的不同所致，但也可能与两性暴露于致癌物的水平或频度不同有关。据 1997 年统计资料，食管癌死亡率同样存在性别差异，男女比例与发病率性别比例大体一致，约为 1.79 ：1。

食管癌随年龄而增加

不同年龄的人群，食管癌的发病率或病死率有很大差别。一般而言食管癌的发病率随年龄增长而增加。35 岁以前病死率很低，80% 的患者发病在 50 岁以后。发病及死亡高峰位于 50 ～ 70 岁年龄段，占所有病例的 60% 以上。

大于 70 岁组占全部的 28%。按性别统计各年龄组死亡率，同样发现 35 ～ 39 岁组死亡率升高非常显著。比较男女性别年龄组死亡率曲线，各年龄组死亡率曲线男性一直高于女性。汇总不同食管癌死亡率水平地区的性别死亡率曲线，发现其形状大体相同。比较高发地区与低发地区人群食管癌患者的死亡年龄，发现死亡率在 128/10 万以上的高发地区人群食管癌患者的年龄较死亡率在 0 ～ 8/10 万之间的低发地区大约提前 10 年左右，提示高发地区可能存在较强的致癌物质。国外统计资料表明，其食管癌的年龄分布特点与我国基本相同。出现这种年龄分布，可能与致癌物或致癌物作用的累积有关，也可能是由于随年龄增长免疫力下降，机体识别、修复机能减退的原因。

食管癌的种族差别

不同种族食管癌的发病及死亡率完全不同，即使居住在同一地区的不同民族，其死亡率也差别较大。对中国部分少数民族食管癌死亡情况统计分析发现，以新疆哈萨克族食管癌最多见，其男女合计死亡率比其他少数民族高 2 ~ 31 倍，比全国平均死亡率高 2.3 倍。而生活在同一个地区的精河县的维吾尔族和蒙古族的食管癌死亡率却很低，差别如此大可能与哈萨克民族特殊的生活饮食习惯相关。在欧洲独联体的哈萨克族、土库曼族人食管癌发病高。在美国，黑人发病率显著高于白人，旅居国外的华侨食管癌患病率也比当地居民高；华侨中又以讲福建方言和潮州方言的人群发病最高，其次为讲客家方言者，讲广州方言者最低。因此比较分析不同民族食管癌死亡率水平及今后发展变化趋势，对食管癌的病因研究以及区别环境因素或遗传因素，可能具有一定的价值。

食管癌的经济发达水平与发病率

无论在国内还是国外，食管癌高发地区都是贫困不发达地区，经济水平低，自然条件差，水资源少，物产不丰富，饮食缺乏营养，有些霉变食物舍不得丢弃而继续食用，可能含有某些化学致癌物或促癌物。据全国肿瘤防治研究办公室 1997 年发布的统计资料，我国食管癌死亡率城乡存在较大不同。男女合计粗死亡率城市为 9.6/10 万，居恶性肿瘤第四位；而乡村死亡率为 20.1/10 万，居各种恶性肿瘤第三位，其死亡率为城市 2 倍多。城市中男女食管癌死亡率均位居肺癌、肝癌、胃癌之后。其中男性死亡率为 13.1/10 万，女性为 5.9/10 万。乡村中男性食管癌死亡率为 25.3/10 万，位于第三位，居胃癌及肝癌之后，女性食管癌死亡率为 14.6/10 万，位居第二位，仅次于胃癌。

食管癌遗传吗

　　流行病学特点提示遗传因素可能在食管癌的发病机制中占有一定地位。对食管癌高发区居民进行调查发现，有阳性家族史患者占全部病例 60% 以上。食管癌患者的一、二、三级亲属中患有食管癌者分别为 7.7%、3.5% 和 2.1%，明显高于同地区健康对照组的 2.2%、1.7% 和 0.6%。对 2794 户家族史阳性的统计分析表明，同一代患者占 28.7%（803 户），两代都患本病占 65.2%（1821 户），三代都有患者占 6.0%（168 户），余 2 户四代都有食管癌患者。

　　这种代代连续现象，提示可能存在遗传因素。

食管癌的病因不明

　　食管癌有高发区这一特点说明该地区具备其发生的条件，如存在强致癌物、促癌物，缺乏一些抗癌因素以及有遗传易感性等。但是各国各地研究结果很不一致，反映了食管癌的病因是多种多样的。西方学者多认为吸烟和饮酒是主要原因，在我国林县这个高发区，因为贫穷，居民饮酒才是近一二十年的事。

目前，食管癌的病因虽尚未完全明了，但近年来国内外对食管癌病因进行了多途径探索。从亚硝胺、营养、微量元素、真菌及病毒、遗传等多方面、多层次进行研究和探索，获得了很有意义的进展。

吸烟与食管癌有关

西方学者多认为吸烟可能是食管癌发生的主要因素。通过流行病学调查发现一些食管癌高发区居民吸烟相当普遍，一些地区居民不吸烟，食管癌则很少见。如 Paymaster 报道嗜好吸黑檀叶烟和咀嚼蒌叶的印度穆斯林、基督教徒和印度教徒中，食管癌发病率高，而无此嗜好的拜火教徒中食管癌则很少见。故认为嗜烟可能是食管上段癌和中段癌发病率高的原因。但国内既往的流行病学调查却没有发现吸烟与食管癌发生存在密切联系。现在看来既往这些研究绝大部分来自食管癌局部高发区，且仅局限于农村人口。近年来我国学者同时对高发区、低发区以及城市、乡村食管癌进行了大量流行病学调查，多数仍认为吸烟可能也是我国食管癌发生不可忽视的促癌因素。许多研究表明烟草是一种致癌物质，其对人体的危害是多效应的，烟草中的致癌物质有可能随唾液或食物下咽到食管或吸收后作用于食管引起癌变。现已发现香烟的烟和焦油含有多种致癌物，如苯并芘等多环芳烃、环氧化物、内酯、过氧化物及卤醚等，并且还含有多种亚硝基化合物如亚硝基吡咯烷、二甲基亚硝胺、亚硝基去甲烟碱或亚硝基新烟碱。此外烟雾中还有大量 NO、NO_2 和烃类反应生成的烷类和烷氧自由基，这些成分可直接攻击细胞的脂肪、蛋白质和核酸等成分，造成细胞损伤，引起癌变。

将烟草中几种化学物质分别加入饮水中喂饲 Fisher 大鼠 30 周，结果给予亚硝基去甲烟碱大鼠有 12/20 例发生食管肿瘤，其中 3 例为食管癌，进一步证实了烟草与食管癌发生的关系。

🩺 饮酒与食管癌有关

有关食管癌与饮酒的关系国外学者做了大量流行病学调查，他们发现许多食管癌患者有大量饮酒史，或者多是酿酒工人及与酒商有关的职员。最近英国和香港科学家调查了香港食管癌患者的吸烟及饮酒情况，经过详尽对比分析，发现饮酒可能比吸烟更容易致食管癌发生。国内学者张毓德等对 1400 名食管癌患者进行调查，发现病例组有阳性饮酒史（每周平均白酒 2 两以上，连续 5 年以上）者占 26.9%，而对照组为 17%。但看来酒精的作用与其持续时间，饮量大小有一定关系。但目前尚无用酒精或酒类制品可诱发动物食管癌的相关报道。比较公认的看法是酒本身可能并不直接致癌，但有促癌作用。酒精可以作为致癌物的溶剂，促进致癌物进入食管，造成食管黏膜损伤，为食管癌的发生创造条件。国内外一些研究发现有些酒中可能污染有亚硝胺、多环芳烃、酚类化合物、DDT 等，这些污染物质可能会增强酒精对食管黏膜的损害。

饮食习惯与食管癌有关

经在高发区进行发病因素的调查，发现食管癌患者有食物粗、糊、进食过快、喜吃烫饮料的习惯，这些因素损伤了食管上皮，增加了致癌物的敏感性。多数研究表明，热食是食管癌的发病因素之一。在我国食管癌高发区中，许多居民和食管癌患者都有好吃热食习惯。研究者测量了高发区居民进食时碗内食物的温度，发现可高达 70℃ ~ 80℃，最高为 80℃ ~ 88℃。有报道用 75℃热水灌饲小鼠，即可发现上皮细胞变性，黏膜炎症和细胞核酸代谢受影响，所以长期反复的热刺激,有可能促使食管发生癌变。也有报告认为进食过快、食物粗糙、蹲位进食及好饮浓茶、三餐不定时等与食管癌有关。

哈萨克族人爱嚼刺激性很强含有烟草的"那斯"。在日本,喜食烫粥、烫茶的人群均有较高的发病率。过量长期饮烈性酒及多量吸烟者在欧、美国家中可能是食管癌的重要原因。

食管慢性刺激可导致食管癌

一些致病因素都会造成对食管的刺激,长期反复刺激作用会进一步导致食管黏膜病变。研究发现某些食管病变,如食管贲门失弛缓症、慢性食管炎、食管良性狭窄和食管黏膜白斑病等的食管癌发病率较高,表明慢性刺激所引起的慢性损伤和炎症在食管癌的发病中起一定作用。

营养缺乏是食管癌高发区较为普遍的现象

维生素 A、维生素 C、维生素 E、核黄素、烟酸、动物蛋白、脂肪、新鲜蔬菜、水果摄入量均较低。不少报道指出,肉类、蛋类、蔬菜与水果的缺乏可增加患食管癌的危险性。中美学者发现补充富含高蛋白、维生素和矿物质的饮食，可以保护机体，预防食管癌。试验表明新鲜蔬菜、水果、茶叶、维生素有抗突变作用，相对缺乏应视为食管癌的危险因素。近期有学者发现用单纯玉米饲料喂饲大鼠，可显著提高甲基苯基亚硝胺的致癌率，提示营养缺乏可提高食管上皮细胞对亚硝胺类致癌物的敏感性。一些动物实验还证实缺乏维生素 A、维生素 C、维生素 E、核黄素均能促使食管发生病变，增强致癌物对食管的作用。深入分析发现维生素 C 可阻断致癌性 N- 亚硝基化合物的合成，核黄素缺乏可明显增加甲基苄基亚硝胺对大鼠食管癌的诱发率，并缩短其潜伏期。这进一步揭示了维生素类抗癌的机制。林县的研究成果表明给高发区人群补充核黄素和烟酸复方营养素可能降低食管癌的发病率。因此给高发区人群补充维生素可能是有效的预防措施。

微量元素与肿瘤的关系已愈来愈引起人们关注

调查证实，食管癌高发区水及土壤中的钼、硒、钴、锰、铁、镍、锌等微量元素含量偏低。钼的缺乏目前受到更多重视，已被认为是造成食管癌发病的因素，钼在自然界含量较低，且分布不均匀。对一些高发区人群血清钼检测发现其平均值为 2.2 ~ 2.9ng/ml，明显低于非高发区人群血清钼的平均值（4.8 ~ 5.9ng/ml）。钼是植物亚硝酸还原酶的成分，缺钼可使环境及农作物中亚硝酸盐积聚，而施用钼肥则可增加食物钼含量，降低亚硝酸盐含量，人对钼的摄入量不足，还可影响一些酶的活性及生理功能，这可能也是导致食管癌发病率增高的原因之一。有的调查显示食管癌高发区缺硒。硒经谷胱甘肽过氧化物酶的作用，对细胞膜的过氧化具有保护作用，增强机体免疫反应及对癌的发生和生长的抵抗力。有机硒缺乏虽不一定能直接引起食管癌，但可增加对致癌物质的易感性。高发区人体及环境缺锌的研究已有报道，锌缺乏可导致免疫力下降。动物实验表明，镉对小鼠食管和前胃有诱发癌瘤的作用，提示镉可能是食管癌的一个危险因素。在林县对食管上皮增生患者补充多种维生素矿物质复方营养液，发现可使上皮增生逆转，癌变率均比对照组明显下降，说明食管癌的药物阻断二级预防已取得初步良好效果。

亚硝胺类化合物可导致食管癌

亚硝胺类化合物是已被公认的一种强致癌物质。现已证实约十多种亚硝胺能诱发动物的食管癌，包括甲基苄基亚硝胺（NMBAR）、肌氨酸乙酯亚硝胺（NSAR）、亚硝基吡咯烷（NPyr）和亚硝基哌啶（NPip）、N-3-甲基丁基-N-1-甲基丙酮基亚硝胺（NAMBNA）等。亚硝胺及其前体物广泛分布于环境中，通过饮水和食物进入人体。其前体物在胃内经亚硝化而产生亚硝胺。近年研究发现，食管癌高发区河南林县、河北磁县、涉县、广东汕头、山西垣曲和阳城的饮水中，硝酸盐的含量明显高于低发区。据调查食管癌高发区林县环境中检测出7种挥发性亚硝胺，阳性率高的有二甲基亚硝胺（64%），二丙基亚硝胺（30%）和二乙基亚硝胺（24%）。还测出玉米面中含有非挥发性肌氨酸亚硝胺，萝卜条中有脯氨酸亚硝胺。在林县被污染食品中亚硝酸盐和硝酸盐含量均较高。二级胺和三级胺也广泛分布在食物和环境中，在胃内酸性条件下，胺类和亚硝酸盐很易结合产生亚硝胺。

据报道，食管癌高发区居民食霉变食物，其中含较多亚硝胺及前体物质。霉菌不仅能还原硝酸盐为亚硝酸盐，且能分解食物蛋白质增加二级胺含量，从而促进亚硝胺的合成。陆士新在国际上首次报道不同食管癌死亡率地区居民从膳食中摄入不同量的亚硝胺，膳食中亚硝胺摄入量依次为：林县(高发)>济源(中高发)>禹县(低发)。结果表明：从膳食中摄入亚硝胺的量与食管癌的发病率成正相关。

对林县人群胃液中总的亚硝胺含量进行测定发现，男性胃液中其含量平均为 24.93ppb，而女性为 20.51ppb，男性高于女性 18%，这和林县食管癌发病率的男女比例吻合。

林县人胃液中亚硝胺的含量和受检者食管上皮的病变、正常轻度增生、重度增生和癌变呈明显正相关。动物实验证明，亚硝胺能诱发动物食管癌，而阻断胺类的亚硝基化能预防食管癌的发生。林县人群尿中发现的一种新亚硝基化合物—亚硝基异脯氨酸，可引起NIH3T3 细胞的恶性转化，接种裸鼠形成纤维肉瘤。近年来陆士新等应用林县环境中发现的 NMBzA 与人胎儿食管上皮共同培养三周后，将上皮移植到 BALB/C 裸鼠肠系膜上，同时以 NMBzA 继续喂饲裸鼠，结果在肠系膜上发生鳞癌，对照组裸鼠中无肿瘤。从 NMBzA 诱发的肿瘤组织提取 DNA 中发现存在 AIu 序列，结果证明诱发的肿瘤来源于人类组织。这些结果首次证实亚硝胺能诱发人食管上皮鳞癌，为林县食管癌亚硝胺病因提供了直接证据。

酸菜是我国食管癌高发区林县、山西阳城、四川盐亭、江苏杨中等地的传统食品，除含有被污染的一些真菌外，还发现含有微量的苯并 α 芘和亚硝胺，并含有一种名叫 Roussin 红甲酯的亚硝基化合物。在林县约 55% 的酸菜含有这种化合物，含量在 1 ~ 5ppm 间。实验表明，Roussin 红甲酯可使经 3- 甲基胆蒽启动作用的

C3H/10T1/2 细胞发生恶性转化，涂抹小鼠皮肤后可使表皮增厚并降低皮脂腺数目，这种化合物可能是存在于酸菜中的一种促癌物。多项流行病学调查表明，酸菜是既含真菌又含亚硝胺类化合物的高发区发病因素之一。

真菌在食管癌发病中的作用

研究表明，我国食管癌高发区的发病与真菌性食管炎和真菌对食物的污染有关。通过多次对高发区林县、阳城、磁县、盐亭、南溴和新疆等地流行病学调查，发现粮食、酸菜及霉变食物中某些真菌及其代谢物是食管癌的重要危险因素。例如黄曲霉毒素 B1 的致癌作用已得到公认。林县食物常被串珠镰刀菌、互隔交链孢霉、圆弧青霉、白地霉、黄曲霉等污染。这些真菌不仅能将硝酸盐还原成亚硝酸盐，还能分解蛋白质，增加食物中胺含量，促进亚硝胺的合成。霉变食物致癌作用已经动物实验证实。用霉变的玉米面（含串珠镰刀菌）诱发出了大鼠食管乳头状瘤、胃乳头状瘤以及食管鳞癌，并可致小鼠食管和前胃上皮增生和乳头状瘤样改变。

病毒在食管癌发病中的作用也引起了重视

目前研究的病毒主要为人乳头瘤状病毒（HPV）和 EB 病毒（Epstein Barr Virous，EBV）。

①HPV：人类乳头瘤状病毒感染与宫颈癌发生的关系已被公认。近年研究发现食管也是 HPV 感染的好发部位。据报道感染食管的 HPV 主要为 6 型、16 型及 18 型，目前一些研究认为 HPV16 型与食管鳞癌发生有关，HPV18 型与腺癌发生有关。国内对 HPV16 型研究较多，对食管癌及癌旁组织中 HPV16 DNA 检测表明，癌及癌旁组织 HPV16 DNA 检出率分别为 60% 及 51.95%。提示 HPV16 感染是食管癌常见现象，可能与食管癌发生有一定关系。

②EB 病毒：EBV 与癌的关系过去文献主要集中在鼻咽癌上。与食管癌关系的报告尚不多见。国外 Mori 等发现食管癌中 EB 病毒阳性率为 3.3%，国内吴名耀等发现食管癌：EBVLMP-1（潜在膜蛋白 1）阳性率为 6.3%。EBV 阳性细胞可见胞浆疏松及空泡变性等形态学改变，这可能与 EBV 感染癌细胞所引起的反应有关。

食管癌基因的研究

（1）癌基因：癌基因的高表达及过度扩增可能与食管癌的发生有关。

（2）抑癌基因：抑癌基因失活可能也是食管癌发病的重要环节。

食管癌的好发部位是食管中段1/3部分

临床上通常将食管分为上、中、下三段。自食管入口至要主动脉弓上缘平面为上段，自下肺静脉下缘至贲门口为下段。1987年国际抗癌联盟（UICC）提出新的食管癌部位分段标准：食管入口至胸骨柄上缘平面为颈段，其下为胸段。胸段食管又分为上、中、下三段。自胸骨柄上缘平面至气管分叉平面为胸上段，气管分叉平面至贲门口（食管贲门交接处）平面以上为中段，以下为下段（包括解剖学的腹段食管）。

据过去资料统计，食管癌的发生部位虽然有一定的地区差别，但绝大多数国家的报道仍然比较一致，食管癌的好发部位是中1/3段占50%；其次是下1/3段，占30%；上1/3段较少，约20%。据河南林县人民医院以食管细胞学和 X 线相结合方法确定了 633 例食管癌的部位分布，上、中和下段各分别为 11.7%、63.4% 和 24.9%。

食管癌的大致类型

食管癌可分为早期和中晚期两大类。早期食管癌是指原位癌（上皮内癌）和早期浸润癌。后者癌组织侵入黏膜下层，但尚未侵及肌层。

（1）早期食管癌：早期患者症状不明显或症状轻微，只有在食管癌高发区经细胞学普查才可发现早期病例。病变多数限于黏膜表面，见不到明显肿块，故在肉眼分型时，早期与中晚期食管癌不同。病理特点，主要病变局限于食管壁的浅层，除少数乳头状肿瘤外，均无明显的肿块而表现为黏膜病变。

（2）中晚期食管癌大体分为：中晚期食管癌患者临床上均有症状，大量病理材料分析表明，髓质型最多，占 56.7% ~ 58.5%；蕈伞型次之 17% ~ 18.4%；溃疡型又次之，占 11% ~ 13.2%；窄型（8.5% ~ 9.5%）及腔内型（2.9% ~ 5%）较少。

食管癌的组织学类型

据食管癌的组织学特点可分为鳞状细胞癌、腺癌、未分化癌、癌肉瘤四种类型。

（1）鳞状细胞癌：起源于食管黏膜，占全部食管癌的90%以上。

（2）腺癌：食管原发性腺癌比较少见。

（3）未分化癌：在食管未分化癌中，主要为小细胞未分化癌（smallcellesophagus caeinoma，SCEC），大细胞未分化癌极其少见。

（4）癌肉瘤：较少见。

食管癌的组织发生学

食管黏膜癌变的基础病变包括慢性食管炎、食管上皮增生和异性增生。从大量的研究工作来看，在食管癌高发区的居民中，慢性食管炎的发病率较高，同时由某些原因所造成的食管上皮异型增生也很高，这是食管癌高发区居民食管癌发病率高的基础。食管上皮的一般性增生是癌变的基础，一般不作为癌前病变。而食管上皮异型增生是一种癌前病变，根据对重度异型增生的细胞学追踪观察发现，重度异型增生5～8年的癌变率为15%～20%。

一般认为，食管癌的发生是由增生→异型增生→癌变的系列演变过程，也是由量变到质变的过程。在食管的基本背景（如炎症、增生、异型增生等）的基础上，上皮发生一系列增殖性改变。在这个基础上，由某些因素导致上皮细胞的突变，由良性增殖变为恶性增殖，最终发展为不可逆转的食管癌。一般认为食管癌的发生可能循以下模式：很多食管疾病被认为是食管癌的癌前病变，如慢性食管炎、Barrett 食管、溃疡性食管炎、食管狭窄症、白斑症、Hummer-Vinson 综合征、巨食管症、食管失弛缓症等，但上述这些病变在我国食管癌患者中发生的比率并不高，在我国它们可能不是食管癌发生的主要原因。

食管癌的扩散和转移有途径

（1）食管壁内扩散：食管黏膜和黏膜下层有丰富的纵形淋巴管互相交通，癌细胞可沿淋巴管向上下扩散。肿瘤的显微扩散大于肉眼所见，因为切下的食管标本短缩较多，尤其在甲醛固定后更多，其确实的扩散程度不易肯定，但认为向上扩散的距离远比向下为大，文献报道肿瘤上端切缘阳性与吻合口复发有关。向上扩散超过肿瘤缘 5 ~ 6cm 者并不少见，甚至有达 10cm 者，但向下扩散一般不超过 5cm。有时癌细胞沿食管黏膜下扩散并非连续性而呈跳跃性的，因此手术切除足够的长度是十分重要的。

（2）直接浸润：这是食管管壁浸润的进一步发展。癌细胞由黏

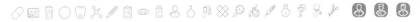

膜向外扩展，达食管外，并侵入邻近器官。根据病变部位的不同，累及的器官也不同。食管上段癌可侵犯喉、气管、甲状腺及颈部软组织。中段食管癌以侵犯气管、支气管、肺、纵隔和主动脉为主。下段食管癌以侵犯纵隔、贲门、心包及胃等腹腔脏器为主。

食管癌侵及纵隔的达到20%，而且中下段食管癌侵及纵隔者基本相同，前者19.5%，后者20.6%。因此，常有广泛的纵隔炎症，引起肺炎及肺脓肿形成。当侵及主动脉时可造成主动脉破裂，大出血死亡。

（3）淋巴道转移：食管癌淋巴道转移途径与正常的淋巴引流基本上是一致的。

（4）血行转移：比较少见，主要见于晚期病例，最常见转移至肝、肺、骨骼系统，还有少数转移到肾、肾上腺、腹膜、心和脑等。

第 2 章

发病信号

疾病总会露马脚，练就慧眼早明了

世界卫生组织提出的癌症8大早期信号

（1）可触及的硬结或硬变，如乳腺、皮肤及舌部发现的硬结。

（2）疣（赘瘤）或黑痣发生明显的变化。

（3）持续性消化不正常。

（4）持续性嘶哑、干咳、吞咽困难。

（5）月经不正常的大出血，经期以外的出血。

（6）鼻、耳、膀胱或肠道不明原因的出血。

（7）经久不愈的伤口，不消的肿胀。

（8）原因不明的体重下降。

我国提出的肿瘤10大症状

（1）乳腺、皮肤、舌或身体其他部位有可触及的或不消的肿块。

（2）疣（赘瘤）或黑痣明显变化（如颜色加深、迅速增大、瘙痒、脱毛、渗液、溃烂、出血）。

（3）持续性消化不良。

（4）吞咽食物时哽噎感、疼痛、胸骨后闷胀不适、食管内异物感或上腹部疼痛。

（5）耳鸣、听力减退，鼻塞、鼻衄，抽吸咳出的鼻咽分泌物带血，头前、颈部肿块。

（6）月经期不正常的大出血，月经期外或绝经后不规则的阴道出血，接触性出血。

（7）持续性嘶哑，干咳，痰中带血。

（8）原因不明的大便带血及黏液或腹泻、便秘交替，原因不明的血尿。

（9）久治不愈的伤口、溃疡。

（10）原因不明的较长时间的体重减轻。

食管癌的早期临床表现

早期食管癌局限于食管的黏膜层或黏膜下层，在发病初期并无特异性的临床症状或无任何症状。有的患者可能有一些隐匿的或者非特异性的症状，如胸骨后不适、消化不良或一过性吞咽不畅，或者由于肿瘤引起食管的局部痉挛，患者可以表现为定期的或周期性的食管梗阻症状。

早期食管癌症状多不明显，且多间断发生，易被忽视。据黄国俊和吴英恺（1984）对我国河南省食管癌高发区经食管拉网细胞学普查中发现的早期食管癌患者的回顾性分析，这些患者的主要临床症状为胸骨后不适或疼痛，或自觉有摩擦感，有的患者上腹部有"胃灼热"感、针刺样或牵拉摩擦样疼痛，尤其是进食粗糙、过热或有刺激性的食物时为显著。或者进食时觉得吞咽过程变得比较缓慢等。多是因局部病灶刺激食管蠕动异常或痉挛，或因局部炎症、糜烂、表浅溃疡、肿瘤浸润所致，常反复出现，间歇期可无症状，可持续几年时间。其他少见症状有胸骨后闷胀，咽部干燥发紧等。约3%～8%的病例可无任何感觉。约90%的早期食管癌患者有上述症状。据Bains 和 Shields（2001）报道，经其确诊的早期食管癌患者的唯一症状是吞咽食物时感到疼痛，但绝大多数患者对此未加注意，直到出现进行性吞咽困难时才就诊。为了早期发现食管癌，必须熟悉食管癌的早期症状，并不失时机地进行相应的辅助检查，以进一步明确诊断。

（1）食管内异物感：异物感的部位多与食管病变相一致，随着病情的发展，相继出现咽下食物哽噎感，甚至疼痛等症状。产生这一症状的原因，可能是由于食管病变处黏膜充血肿胀，致食管黏膜下神经丛的刺激阈降低所致。

（2）食物通过缓慢和停滞感：咽下食物后，食物下行缓慢，并有停滞感觉。

发生部位以食管上、中段者较多，开始往往轻微，逐渐加重，并伴发其他症状。

其机理可能主要为功能性改变，也可能是由于食管癌"癌变野"较广，食管黏膜伴有程度不同的慢性炎症所致。

（3）胸骨后疼痛、闷胀不适或咽下痛：疼痛的性质可呈烧灼样、针刺样或牵拉摩擦样疼痛。初始阶段症状较轻微，且只是间断出现，每次持续时间可能很短，用药物治疗可能缓解。以后症状加重，反复发作，持续时间延长。

（4）咽部干燥与紧缩感：可能由于食管病变反向地引起咽食管括约肌收缩，而产生的一种异常感觉。

（5）剑突下或上腹部疼痛：表现为持续性隐痛或烧灼样刺痛，多在咽下食物时出现，食后减弱或消失，与病变部位不一致。可能是由于病变致食管运动功能不协调，贲门部括约肌发生强烈的痉挛性收缩所引起。

中晚期食管癌的临床表现

中晚期食管癌症状较典型，诊断多不甚困难。当肿瘤累及食管壁的全层并侵犯食管周围的组织结构或者器官时，患者在临床上出现一系列与此有关的相应晚期症状和体征，提示食管癌已经发展到难以根治的阶段。其临床症状和体征主要有：

（1）咽下困难：吞咽困难是进展期食管癌的主要症状，也是最常见的主诉，约90%的患者有这一症状，是食管癌最突出的症状。食管是一个具有扩张功能的肌性管状器官，只有在肿瘤侵犯局部食管内径或周径的大部后，患者才出现食管梗阻症状，即吞咽困难。由于食管壁具有良好的弹性及扩张能力，在癌未累及食管全周一半以上时，吞咽困难症状尚不显著。咽下困难的程度与病理类型有关，缩窄型和髓质型较其他型为严重。约10%的病例症状或初发症状不是咽下困难者约占20%～40%，而造成食管癌的诊断延误。许多患者自觉吞咽困难时，便下意识地改变原有的饮食习惯，在吃肉块或硬食时将其仔细咀嚼后再吞咽，有时在饮水或喝汤后再将所吃的食物比较顺利地吞入到胃内，有的患者则改吃流质或半流质饮食。患者因吞咽困难而就诊时，症状往往持续了6～8个月左右，有的更长。

咽下困难系食管肿瘤的机械性梗阻，或者是支配吞咽功能的神经肌肉发生病变和功能失常所致。

80%以上食管癌患者的主要临床表现是吞咽困难。吞咽困难有时表现为进食时感到胸骨后有轻微的不适，往往呈一过性，此后数周或数月不再出现这种症状；有的患者表现为吞咽疼痛甚至食管腔完全梗阻。典型的临床症状则是进行性吞咽困难，表明肿瘤堵塞食管腔；肿瘤侵犯局部食管壁周径的 2/3 以上造成食管腔狭窄时也出现这一典型症状，但也有例外情况。起初，吞咽困难呈间歇性，但很快转为持续性。开始时患者进食固体食物时感到下咽困难，继而吃软食也有吞咽困难，最后吃流质食物感到下咽困难。食管腔严重梗阻的患者有时喝水都有困难。

（2）疼痛：部分患者在吞咽食物时有咽下疼痛、胸骨后或肩胛间疼痛。根据肿瘤部位提示已有外侵引起食管周围炎、纵隔炎或食管深层溃疡所致。下胸段肿瘤引起的疼痛可以发生在剑突下或上腹部。若有持续性胸背痛多为癌肿侵犯及（或）压迫胸膜及脊神经所致。食管癌本身和炎症可反射性地引起食管腺和唾液腺分泌增加，经食管逆蠕动，可引起呛咳和肺炎。与早期癌出现的疼痛不同，有的程度较重且持久。性质为隐痛、灼痛或刺痛，每于饮食时加重。疼痛的部位常与病变部位相一致，多发生于溃疡型患者。

持续性的胸背部疼痛多系肿瘤侵犯椎旁筋膜、主动脉而引起。肿瘤造成食管梗阻后梗阻部位以上的食管痉挛，或食管癌形成的癌性溃疡刺激以及食物通过癌肿部位时局部食管腔的扩张、食管壁肌层组织的收缩，患者多有胸痛或一过性的胸背部疼痛，有的患者诉有一过性的胸骨后疼痛，而且疼痛可向背部或颈部放散。

这种疼痛症状比持续性的胸骨后不适或者上腹部疼痛更有临床意义，多反映癌肿在食管壁的侵袭已经达到相当严重的程度。一旦肿瘤侵及肋间神经、腹膜后神经，患者的胸背部疼痛往往呈持续性与较为剧烈的疼痛，有时难以忍受，影响患者的休息和睡眠。

以疼痛为初发症状的病例占食管癌患者总数的 10% 左右。仔细分析疼痛的部位和性质，并结合有关食管癌的影像学检查资料，具有诊断和判断预后的意义。

（3）声音嘶哑：当癌组织侵及或压迫喉返神经，发生声带麻痹，患者出现声音嘶哑、甚至失音，多见于食管上段癌累及左侧喉返神经，有时肿大的转移性淋巴结压迫喉返神经，患者有声嘶哑症状，进食时常因误吸而有呛咳，有时引起吸入性肺炎。喉镜检查可见患侧声带不能外展而居中线位，表明声带麻痹，一般受累的声带为左侧声带，偶尔为右侧。

（4）呃逆：常常是食管癌本身、转移性纵隔淋巴结侵犯（压迫）膈神经并导致膈肌麻痹及其运动功能障碍的表现。

（5）呕吐：常在吞咽困难加重时出现，初起每当哽噎时吐，以后每逢进食即吐，严重时不进食亦吐。呕吐物多是下咽不能通过之物，主要为潴留在食管狭窄部位上方的黏液和食物。

（6）呼吸系统症状：误吸及肿瘤直接侵犯气管和支气管，患者便出现咳嗽、呼吸困难及胸膜炎样胸痛。高位食管癌在吞咽液体时，由于食管病变使液体逆流入气管，可引起咳嗽和呼吸困难。此外，由于癌组织的侵犯，若肿瘤穿透气管和支气管、纵隔或纵隔内大血管，患者便表现有气管－食管瘘、急性纵隔炎甚至发生致命性的大出血。在气管隆突水平，左主支气管的前缘即与食管中段毗邻，要是食管中段癌穿透左主支气管，导致食管－气管，食管－支气管瘘及吸入性肺炎，可出现特征性的吞咽后呛咳。严重者可并发肺炎和肺脓肿，有的患者有咯血。

（7）体重减轻：体重减轻是食管癌患者的第二个常见症状，据对大宗食管癌病例（1000 例以上）的分析，约 40% 的患者有体重减轻，主要与吞咽困难、呕吐及疼痛有关，也与肿瘤本身引起的消耗有关。如患者有明显的消瘦与全身营养不良，多提示肿瘤已至晚期，也是恶病质的临床表现之一。

食管癌的并发症

（1）恶病质：在晚期病例，由于咽下困难与日俱增，造成长期饥饿导致负氮平衡和体重减轻，对食管癌切除术后的并发症的发生率和手术死亡率有直接影响。

实际上每 1 例有梗阻症状的晚期食管癌患者因其经口进食发生困难，都有程度不同的脱水和体液总量减少。患者出现恶病质和明显失水，表现为高度消瘦、无力、皮肤松弛而干燥，呈衰竭状态。

（2）出血或呕血：一部分食管癌患者有呕吐，个别食管癌患者因肿瘤侵袭大血管有呕血，偶有大出血。据吴英恺和黄国俊（1974）报道，一组 841 例食管癌和贲门癌患者中，24 例（2.8%）有呕血，血液来自食管癌的癌性溃疡、肿瘤侵蚀肺或胸内的大血管。呕血一般为晚期食管癌患者的临床症状。

（3）器官转移：若有肺、肝、脑等重要脏器转移，可能出现呼吸困难、黄疸、腹水、昏迷等相应脏器的特有症状。食管癌患者若发生食管 – 气管瘘、锁骨上淋巴结转移及其他脏器的转移、喉返神经麻痹以及恶病质者，都属于晚期食管癌。

（4）交感神经节受压：癌肿压迫交感神经节，则产生交感神经麻痹症（Homer 综合征）。

（5）水、电解质紊乱：因下咽困难这类患者有发生严重的低血钾症与肌无力的倾向。正常人每天分泌唾液约 1 ~ 2L，其中的无机物包括钠、钾、钙及氯等。

唾液中钾的浓度高于任何其他胃肠道分泌物中的钾浓度，一般为 20mmol/ml。因此，食管癌患者因下咽困难而不能吞咽唾液时，可以出现显著的低血钾症。

有些鳞状细胞癌可以产生甲状旁腺激素而引起高血钙症，即使患者在无骨转移的情况下同样可以有高血钙症。术前无骨转移的食管癌患者有高血钙症，往往是指示预后不良的一种征象。

（6）吸入性肺炎：由于食管梗阻引起的误吸与吸入性肺炎，患者可有发热与全身性中毒症状。

（7）其他：据文献报道，有的食管鳞状细胞癌病有肥大性骨关节病，有的隐性食管癌患者合并有皮肌炎，还有个别食管腔有梗阻的患者发生"吞咽晕厥"，可能是一种迷走神经–介质反应。

第 3 章

诊断须知
确诊病症下对药，必要检查不可少

如何才能做到早期诊断食管癌

早期癌是指癌肿局限在食管的黏膜层或黏膜下层，未侵犯到肌层，几乎都不引起转移，此时若能行施手术切除治疗，常能获得很好的疗效。

早期的食管癌，当食物通过病变部位时是有反应的。临床上约90%的患者有症状，10%无症状。其症状主要表现为大口进干的、硬的食物时有轻微的哽噎感，吞咽时食管内疼痛；吞咽时胸骨后有闷感不适；吞咽后食管内异物感。这些症状在进食狼吞虎咽时会更加明显。此时症状相对比较轻微，老年人若粗心大意，极易造成漏诊。食管癌进一步发展就进入中期，表现典型的症状：进行性吞咽困难。先是干的食物难以咽下，继而半流质，最终水也难以咽下。晚期患者出现消瘦、贫血、乏力、全身衰竭等恶液质表现。

既然早期食管癌患者就会出现感觉，为什么还容易延误诊治呢？这与老年人对本病认识不充分及粗心大意有关。如患者出现"第一次哽噎阻塞感"常常是发生在生气后或大口吃饭、快速吞咽时，老年人总以为与这些因素有关，从而延误病情。其实上述因素是可以引起食管生理状态的改变，出现暂时性堵塞感，即在当时或近几天内就会恢复吞咽正常，而食管癌所致的吞咽困难则是反复连续的出

48

现，而且越来越重。此外，早期食管癌的症状轻微、痛苦小、不影响人的正常生活，加上老年人的反应灵敏度减低，错误地认为"人老了进干食有的不顺畅也是正常的"，一直未引起重视。这些也是导致延误诊治的常见原因。

食管癌的实验室检查

（1）食管脱落细胞学检查：细胞学检查有确诊价值，方法简便，受检者痛苦小，假阳性率低。主要为拉网细胞学检查，检查者吞下双腔管带网气囊，当气囊通过病变后将空气注入气囊，逐步拉出气囊并使其表面细网与病变摩擦，直到距门齿15cm刻度时抽尽空气取出网囊，去除网囊前端的黏液后将网囊表面的擦取物涂片并行巴氏染色细胞学检查。采用气囊拉网法采取脱落细胞标本直接涂片，用巴氏染色是普查时发现及诊断早期食管癌、贲门癌的重要方法，其诊断阳性率可达95%以上。为了避免发生误差，每例至少要获两次阳性才能确诊。若要确定肿瘤部位可行分段拉网。食管脱落细胞学检查结合X线钡餐检查可作为食管癌诊断依据，使大多数人免去食管镜检查。但全身状况较差，或有高血压、心脏病、晚期妊娠及出血倾向者不宜做此检查。若有食管狭窄不能通过脱落细胞采集器时，应行食管镜检查。

（2）肿瘤标志物：食管鳞癌尚未发现此种具有一定准确性的标记物。最敏感的免疫标记物鳞状细胞癌相关抗原（SCC-RA）在良性食管瘤中常为阴性，而在食管癌患者血清阳性率为40% ~ 52%，并随病变之进一步侵袭、淋巴结转移、病期变晚，以及肿瘤体积加大而增高，可惜在早期癌中很少出现阳性，且不论何期之低分化癌中也是阴性。另一免疫指标为表皮样生长因子（EGF）受体。用碘125EGF结合测试发现高结合率者淋巴结转移多，预后差。其他肿瘤标记物如癌胚抗原（CEA）、CA-50、CA19-9 等经过研究，无一能提供可靠的预后指标。

（3）DNA 倍体：与肿瘤之组织学关系密切，但与临床病期无关。在非整倍体患者中发现较高的淋巴结转移率及较多的食管外扩散，非整倍体与双倍体相比，在 12 个月内肿瘤复发率高达83%（双倍体仅为17%），中数生存较短，5 年生存率较低。但此种相关性仅适用于进展期病例。

🩺 食管癌的X线检查

X 线检查对于食管癌的早期诊断是一项重要的诊断手段。X 线检查方法简便，患者容易接受。由于早期食管癌的病变多局限于黏膜层，此种细微病变 X 线虽难查明，但仔细观察食管黏膜皱襞的改变和管腔的舒张度，对于确认早期食管癌具有重要意义；再辅以纤维食管镜或胃镜结合细胞学检查，对于提高早期食管癌的诊断率有帮助。早期食管癌中不易显示病变，检查时必须调好钡餐，令患者分次小口吞咽，多轴细致观察才不易漏诊。中晚期食管癌均可在食管 X 线钡餐检查发现明显充盈缺损等典型的 X 线征象。

利用食管 X 线造影检查或 X 线电视透视或录像可检查食管上端口咽部及食管下端贲门部的吞咽功能，食管腔内外病变，食管造影轴向变化，良恶性肿瘤鉴别及食管癌切除可能的估计。

为使造影对比清晰，可将钡剂与发泡剂混合在一起检查，利于观察食管黏膜及舒张度的改变、食管癌形态及合并的溃疡。在贲门癌中显示食管、贲门端的舒张度，胃底是否有软组织肿块。在 X 线透视下用呃气检查，令患者在钡造影时自己呃气，使钡与气体在管腔内混合达到双重造影的目的。

食管癌的内镜检查

可直接观察癌肿的形态，并可在直视下做活组织病理学检查，以确定诊断。硬管食管镜现已少用，目前多使用纤维食管镜或胃镜检查，纤维内镜柔软可曲，插管容易，但必须在看清管腔时推进，避免损伤管壁。纤维镜或电子镜均可放大病变，容易观察细小变化，对早期食管癌的诊断很有帮助。

纤维食管镜检查的适应证有：①早期患者无症状或症状轻微。X线无肯定发现，而脱落细胞学阳性时；②X线所见与良性病变不易鉴别，如管壁对称光滑的狭窄，类似良性瘢痕性狭窄，或像平滑肌瘤的黏膜下壁在病变；③已确诊的食管良性病变，如憩室或贲门失弛症，症状有明显加重时；④已接受各种治疗的患者的随访，观察疗效。

（1）中晚期食管癌表现：镜下所见有肿块突入食管，其表现为结节或菜花样肿物，食管病变处黏膜充血水肿或苍白发僵，触之易出血，并有糜烂和溃疡，溃疡底部高低不平，覆污秽苔，癌肿近端扩张不明显。有时癌肿呈环形生长，使食管狭窄，内镜不能通过。一般对中晚期食管癌、贲门癌通过X线造影辅以细胞学检查就可以确定诊断。

（2）早期食管癌表现：主要是黏膜改变，镜下表现为：①肿物呈结节状、乳头状或小息肉状突向食管腔内，表面有糜烂或浅表溃疡存在；②病变黏膜粗糙，呈橘皮状，色苍白或白斑样改变；③病变处黏膜糜烂，有小凹陷，上覆白色或灰白色分泌物；④黏膜斑片状充血与正常黏膜界限不清。若不见病变，为提高检出率，对可疑病变可用 1% 甲苯胺蓝（正常黏膜不着色，肿瘤染蓝色）或 Lugol 液 3% ~ 5%（正常黏膜染棕色而肿瘤不着色）染色，对辨认病灶及指导内镜下活检有一定的帮助。

食管癌的色素内镜检查

近年来，国外较广泛应用色素内镜诊断消化道早期癌和表浅癌。食管色素内镜检查包括卢戈碘染色和甲苯胺蓝染色。

（1）卢戈染色：为目前较普遍使用的一种食管染色法，特别对早期食管癌的诊断是不可缺少的方法。使用胃镜下卢戈液染色可提高食管早期癌和表浅癌的诊断率。最早此方法用于分辨胃食管黏膜连接处及评价食管炎的治疗，后被用于诊断早期食管癌。卢戈液染色法帮助肉眼难发现病变的诊断，并显示病变的范围和轮廓，同时有助于诊断多发性原发性食管癌和食管多发癌。

（2）甲苯胺蓝染色：甲苯胺蓝对正常食管上皮不染色，癌上皮染成青紫色，食物残渣和溃疡白苔等也青染，因此需预先将食管内腔充分洗净。甲苯胺蓝不仅可提示癌的存在，在某种程度上还可预知癌浸润的深度。

食管癌的食管脱落细胞学检查

用双腔或单腔带网气囊采集食管黏膜上皮细胞，直接涂片后用巴氏染色并进行细胞学镜检的方法称为食管拉网细胞学检查。此方法简便，设备简单，被检查者痛苦小，诊断阳性率相当高（约90%），适用于大规模的人群普查。

食管癌的超声内镜（EUS）检查

超声内镜（EUS）可以清楚显示食管壁的各层结构、大部分纵隔淋巴结、胃周淋巴结、腹腔干淋巴结以及肝左叶，因此可对食管癌的 T 分期、N 分期做出精确判断。临床资料显示食管癌患者术前行 EUS 检查能迅速而容易鉴别病变位于食管内还是在壁外，在探测肿瘤范围、浸润的深度上 EUS 正确率为（90%）明显优于 CT（59%）。EUS 对食管癌 T 分期、N 分期的准确性均高于 CT。

食管癌的CT检查

食管周围有一层脂肪包绕，所以CT能清楚地显示食管外形和食管下邻近的纵隔器官的关系。在正常的食管和相邻结构间脂肪层界限清楚，如果界限模糊或不整，则表示有病变存在。

CT扫描方法：常规空腹检查。患者取仰卧位，连续扫描，在扫描时吞咽1～2口造影剂或空气，以便显示病变部位的食管腔。CT扫描前肌肉注射解痉剂，有助于正常段的食管扩张及明确病变范围。再静脉注射造影剂作增强扫描，以显示纵隔血管及淋巴结。扫描范围从胸骨切迹到脐水平，以显示肝及腹部淋巴结。可照局部放大像以最好地显示食管和其周围组织。上段食管癌应自食管人口开始扫描，扫描间隔1cm。

食管癌的MRI检查

食管癌表现为软组织肿块，在T1权重像上病变呈中等信号，T2权重像上信号有增强，内信号不均。因可做横断、冠状及矢状而三维成像，故显示肿物的大小、外侵的程度、是否侵及邻近器官等十分清楚。能显示是否侵及气管、支气管、肺门、肺动脉、心包及降主动脉等。此外显示纵隔淋巴结肿大较 CT 为优，因此 MRI 在食管癌的分期及估计癌瘤能否手术切除，以及随诊观察方面均很有用。但设备及检查费用昂贵，限制了它的使用。

食管癌的诊断原则

食管癌的早期诊断十分重要，但此时往往缺乏明确的诊断依据，故应综合多方面的因素，对可疑病例争取早诊断早治疗。临床表现结合 X 线钡餐造影、脱落细胞学、内镜检查、胸部 CT 扫描、食管内镜超声检查较易诊断。临床实践时应该由简入繁顺序进行，前三项检查是必不可少的，特别是内镜检查，比 X 线检查在定位、定长度、发现第二个癌以及除外良性狭窄等方面具有优越性。对可疑病例均应作食管钡餐造影或双重对比造影。对临床已有症状或怀疑而未能明确诊断者，则应早作纤维食管镜检查。在直视下钳取多块活组织作病理组织学检查可帮助诊断。

CT 扫描、EUS 等能判断食管癌的浸润层次，向外扩展深度以及有无纵隔、淋巴结或腹内脏器转移等，对有效地估计外科手术可能性有很大帮助。

肿瘤的临床分期：我国常用的食管癌分期，根据临床症状、X

线表现、手术所见和术后病理检查，于 1976 年全国食管癌工作会议上制订的标准。若无手术标本时，可根据 X 线所见分期。X 线所见病变长度一般较手术所见偏长。

食管癌的鉴别诊断

下列疾病应与食管癌鉴别，不能除外癌而各种检查又不能确定时可作随诊，至少每月复查 1 次。

（1）食管静脉曲张：患者常有门脉高压症的其他体征，X 线检查可见食管下段黏膜皱襞增粗、迂曲，或呈串珠样充盈缺损。严重的静脉曲张在透视下见食管蠕动减弱，钡剂通过缓慢。但管壁仍柔软，伸缩性也存在，无局部狭窄或阻塞，食管镜检查可进一步鉴别。

（2）贲门痉挛：也称贲门失弛缓症，由于迷走神经与食管壁内神经丛退行性病变，或对胃泌素过分敏感，引起食管蠕动减弱与食管下端括约肌失弛缓，使食物不能正常通过贲门。一般病程较长，患者多见于年轻女性，症状时轻时重，咽下困难多呈间歇性发作，常伴有胸骨后疼痛及反流现象，用解痉药常能使症状缓解，反流物内常不含血性黏液。一般无进行性消瘦（但失弛缓症的晚期、梗阻严重时，患者可有消瘦）。X 线检查食管下端呈光滑鸟嘴状或漏斗状狭窄，边缘光滑，吸入亚硝酸异戊酯后贲门渐扩张，可使钡剂顺利通过。内镜活组织检查无癌肿证据可资鉴别。

（3）食管结核：比较少见，一般为继发性，如为增殖性病变或形成结核瘤，则可导致不同程度的阻塞感、吞咽困难或疼痛。病程进展慢，青壮年患者较多，平均发病年龄小于食管癌。常有结核病史，OT试验阳性，有结核中毒症状，内镜活检有助于鉴别。

（4）食管炎：食管裂孔疝并发反流性食管炎，有类似早期食管癌的刺痛或灼痛，X线检查黏膜纹理粗乱，食管下段管腔轻度狭窄，有钡剂潴留现象，部分病例可见黏膜龛影。对不易肯定的病例，应进行食管细胞学或食管镜检查。

（5）缺铁性假性食管炎：本病多见于女性，除咽下困难外，尚有小细胞低色素性贫血、舌炎、胃酸缺乏和反甲等症。补铁剂治疗后，症状较快改善。

（6）食管憩室：可以发生在食管的任何部位，较常见的为牵引性憩室，初期多无症状，以后可表现不同程度的吞咽困难及反流，于饮水时可闻"含嗽"声响，有胸闷或胸骨后灼痛、胃灼热或进食后异物感等症状。因食物长期积存于憩室内可有明显口臭，有时因体位变动或夜间睡眠发生憩室液误吸、呛咳。X线多轴透视或气钡双重对比检查可显示憩室。

（7）食管良性狭窄：多有吞酸、碱化学灼伤史，X线可见食管狭窄，黏膜皱折消失，管壁僵硬，狭窄与正常食管段逐渐过渡。临床上要警惕在长期炎症基础上发生癌变的可能。

（8）食管良性肿瘤：一般病程较长，进展慢，症状轻。多为食管平滑肌瘤，典型病例吞咽困难症状轻，进展慢，X线和食管镜检查见表面黏膜光滑的隆起肿物，圆形或"生姜"样壁在性充盈缺损，表面黏膜展平呈"涂抹征"，但无溃疡。局部管腔扩张正常，内镜可见隆起于正常黏膜下的圆形肿物，在食管蠕动时可见在黏膜下"滑动"现象。有时与生长在一侧壁、主要向黏膜下扩展的表面黏膜改变轻微的食管癌不易区别，但后者在内镜下见不到"滑动"。

（9）食管平滑肌肉瘤：大体所见有两种形态，一种为息肉型，另一种为浸润型。

息肉型在食管腔内可见结节状或息肉样肿物，肿物周界清楚，隆起、外翻。中央有溃疡，溃疡面高低不平，肿物也向腔外突出。X线表现，息肉型在食管腔明显扩张，腔内有巨大肿块时，呈多数大小不等的息肉样充盈缺损，黏膜破坏中有龛影，钡流不畅，管腔受压移位。管腔外常见软组织肿块影，很像纵隔肿瘤，但食管造影时可见该肿块与食管壁相连而明确诊断。浸润型的X线表现与食管癌相似。

（10）食管外压改变：是指食管邻近器官的异常所致的压迫和吞咽障碍。某些疾病如肺癌纵隔淋巴结转移、纵隔肿瘤、纵隔淋巴结炎症等可压迫食管造成部分或严重管腔狭窄，产生严重吞咽困难症状，有时可误诊为食管癌。食管钡餐造影常可排除食管本身疾病。

（11）癔球症：本病属功能性疾病，发病与精神因素有关，多见于青年女性。

患者常有咽部球样异物感，进食时可消失，常由精神因素诱发。本病实际上并无器质性食管病变，内镜检查可与食管癌鉴别。

第4章

治疗疾病

合理用药很重要，综合治疗效果好

🧑‍⚕️ 食管癌的治疗原则

食管癌的治疗包括外科治疗、放射和药物治疗以及手术加放射或药物综合治疗。提高食管癌的治疗效果，最关键的措施在于早期诊断和早期治疗，食管癌治疗方案的选择要根据病史、病变部位，肿瘤扩展的范围及患者全身情况来决定。

🧑‍⚕️ 食管癌的外科治疗

我国开展食管癌外科已有 40 余年历史。新中国成立以来，食管癌外科治疗有了很大的普及和提高。目前，一般中晚期食管癌的切除率约为 80% ~ 85%，手术死亡率在 5% 以下。

手术适应证：食管癌诊断已成立，病变范围较局限（5 ~ 6cm 内），无远处转移，无手术禁忌证者应首先考虑手术治疗。

手术禁忌证：①恶病体质。② ICC 分期中的Ⅲ期晚（T4 任何 NM0）及Ⅳ期。③身体其他系统机能明显障碍，不能耐受手术及麻醉者。重要脏器有严重合并症，如肺功能低下，心脏疾病伴心力衰竭，或半年以内的心肌梗死等。

手术类型：①根治性食管癌切除及食管重建术：食管癌比较局

限，可以切除瘤体及其引流淋巴结从而获得食管癌的彻底切除，则可视为根治性手术。②姑息性手术：食管癌已属晚期，与周围器官黏着较紧或已有广泛淋巴结转移，虽然瘤体可以切除，但周围浸润及转移淋巴结往往不能彻底切除。不能施行根治性手术并有高度吞咽困难者，为解决进食问题，可予局部切除，为放射治疗及化学治疗提供条件。若肿瘤已不能切除，仅能作减状手术，常用的有食管分流术或食管腔内置管术，以暂时解决患者进食，然后再施行放疗或化疗。胃造瘘术对患者无多大益处，尽量少用。

食管癌的手术并发症

食管癌切除术，操作复杂，手术时间长，创伤大，故手术并发症较多，有些可能直接威胁患者生命。根据国内外近年来文献报道，这种手术死亡率仍然较高，因此应重视并发症的防治。

（1）吻合口瘘：食管癌切除，食管与胃或肠吻合后，消化道内容物自吻合口外溢即为吻合口瘘。

（2）脓胸：发生率在1%～4%之间。因食管癌手术操作较为困难，故手术时间长，开放式吻合污染胸腔的机会多，或与患者年老体弱、抵抗力较低以及术后发生液气胸和肺萎陷处理不及时有关。

（3）肺部并发症：也是术后常见的并发症之一，较为常见的有支气管炎、肺不张、肺化脓症及肺栓塞等。表现为咳嗽咳痰、痰量增多、体温升高、呼吸急促、肺部出现啰音，严重者有发绀。治疗主要是鼓励和协助患者排痰、超声雾化吸入、口服祛痰剂和鼻导管吸痰。

（4）心血管并发症：发生率约1%，国外则高达2.2%～18.9%。心血管并发症严重者为术后心肌梗死引起心搏骤停。主要表现心慌、气短、端坐呼吸、脉搏细弱、血压低、心律失常、充血性心力衰竭或急性肺水肿等症状。

（5）乳糜胸：系由于损伤胸导管，使乳糜渗漏到胸腔内所致。发生率0.4%～2.6%，如不及时处理可造成严重后果并危及生命。治疗上可先采用保守治疗，部分患者可以治愈。有人提出手术所致的乳糜胸以手术治疗为宜。

（6）术后膈疝：发生率在1%以下。主要因术中在重建膈裂孔时通道过大，或膈肌、膈胃固定缝线撕脱，使腹内脏器进入胸腔，发生压迫，或肠胃梗阻，最常见的疝入脏器为结肠和脾脏。

（7）创伤性休克：此种并发症已少见。多发生于年老体弱，一般情况较差者。

应用抗休克治疗，措施得当可以取得转危为安的疗效。

（8）远期并发症：常见的有吻合口狭窄和反流性食管炎。

食管癌的化学治疗

过去认为食管癌对化疗不敏感，化疗仅用于无法手术和放疗的患者，且大多采用单一药物，由于病变广泛，患者全身情况差，并发症多，因而疗效一般较差。自从20世纪80年代以来，顺铂广泛应用于食管的化疗，尤其是多种药物联合应用，使食管癌化疗的疗效明显提高，缓解期延长，部分病例可获得完全缓解，这给食管癌的化疗带来了新的生机和希望，目前化疗不仅用于治疗晚期食管癌，而且作为新辅助化疗（neoadjuvant chemotherapy，即化疗先用）的一个组成部分，可以明显增加晚期食管癌患者的手术切除率，延长患者的生存期。

适应证：①不宜手术或放疗的各期患者。②晚期及广泛转移患者，只要一般情况好，骨髓及心、肝、肺、肾功能基本正常，能进半流质以上饮食，可选用化疗和支持疗法，待取得一定程度的缓解后，再采取其他疗法。③作为手术或放疗前后的辅助治疗和手术或放疗后肿瘤复发、转移患者的治疗。

禁忌证：①年老体弱或恶病质的患者。②有心、肝、肺、肾功能严重障碍，伴有感染发热、食管出血或穿孔者。③骨髓功能低下，白细胞少于 3×10^9/L，血小板少于 5×10^{10}/L，严重贫血或有出血倾向者。

食管癌的内镜治疗

（1）早期癌的内镜切除治疗：近年来，由于内镜检查技术的提高以及电子内镜和色素内镜技术的应用，特别是上皮内癌及黏膜内癌的大量发现，对早期癌的生物学特性及内镜下特点有了新的认识。在此基础上对早期癌的治疗也提出了新的观点：手术并非是治疗早期癌的唯一手段。一些上皮内癌及黏膜内癌经内镜切除治疗亦可取得良好效果，因此对早期食管癌可首先考虑内镜治疗。

（2）中晚期食管癌的内镜治疗：目前，内镜下局部注射抗癌药物、内镜激光、微波、内镜下食管扩张术、内套管留置术等对中、晚期食管癌的姑息治疗已经被广泛采用，并取得一定疗效。

（3）胸腔镜在食管癌治疗中的应用：随着内镜器械改进和操作技术熟练，电视胸腔镜（VATS）手术适应证不断扩大，某些过去只能剖胸完成的手术已逐渐被 VATS 所替代，手术的数量和种类在增加。VATS 尤其适用于中段食管癌切除和淋巴结清扫，近期效果好。

食管癌的放射治疗

食管癌患者就诊时绝大多数为中晚期，很多无法手术治疗。放射治疗损伤小，受食管周围重要脏器和组织的限制较少，适用范围宽，不能手术者多数仍可进行放射治疗，而且很多情况下手术需配合术前或术后放疗，因此放射治疗是食管癌的主要治疗手段之一，约80%的食管癌患者需采用放射治疗。食管癌放射治疗按治疗目的可分为根治性放疗和姑息性放疗，按治疗方式可分为体外照射和腔内照射，按是否与手术配合可分为单纯放疗和综合治疗（术前或术后放疗）。

（1）适应证与禁忌证：根治性放疗是期望癌肿能得到根治，患者可能获得长期生存。姑息性放疗仅希望通过治疗能减轻患者痛苦，主要是缓解吞咽困难，并延长患者生存时间。

①根治性放疗适应证：一般情况较好，病变短于7cm，无明显肿瘤外侵，食管无严重狭窄（能进半流质）。X线片上无明显穿孔征象（大的溃疡龛影或尖刺），无声带麻痹与锁骨上淋巴结转移等。

②姑息性放疗适应证：一般情况尚可，仍能进半流质或流质饮食，X线片未显示穿孔。

③放射治疗禁忌证：一般情况很差或恶病质者；食管完全梗阻者；

食管穿孔或已形成瘘管者；已有远处转移者。

患者采用根治性放疗或姑息性放疗，主要由肿瘤分期、患者体质状况等因素决定。而且二者的关系是相对的，常根据治疗中病情的演变而调整。某些禁忌证也是相对的，如食管气管瘘患者在行胃造瘘或修补术病情稳定后，应争取给予姑息性放射治疗，个别仍有治愈的机会。

（2）放射与手术的综合治疗：中晚期食管癌的治疗效果均不理想，局部复发是导致治疗失败主要原因。手术后的局部复发，多数是癌瘤外侵部分，术前放疗能起到较好治疗作用。放疗后的局部复发，多数是原瘤体的残存癌，放疗后手术切除则是最彻底的治疗手段。因此手术与放疗的合理结合可能是提高食管癌治疗效果的有效方法。

食管癌的其他治疗

（1）电化学治疗：电化学治疗是在肿瘤的中心插入阳性电极，周围插入阴性电极，再通入直流电来杀伤癌细胞。仅限于晚期食管癌严重食管梗阻而无其他有效措施的病例，该疗法目前正处于临床试用阶段，资料不多。

（2）基因治疗：基因治疗是将有功能的基因导入细胞去纠正代谢

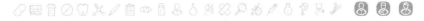

异常基因或产生新功能基因的治疗技术。肿瘤是细胞遗传物质突变或缺失所致，基因治疗的理想途径就是导入基因纠正异常，包括转入细胞周期基因、抑癌基因、自杀基因、抑制癌基因的活性等。基因治疗仍处于实验室阶段，相信未来可能成为肿瘤治疗的重要手段。

食管癌远期生存的影响因素

（1）临床病理分期：食管癌的临床分期是与症状、X线检查所见病变长度及有无淋巴结转移而定。故其术后远期疗效与其有密切关系。

（2）癌切除的彻底性：对食管癌除应切除受癌侵犯的周围组织及局部淋巴结外，要求至少在癌上下切除5～7cm，在健康组织处吻合。有时不可能达到此要求。

（3）其他因素：尚有年龄、病变类型、癌的分化程度以及患者机体免疫能力。

为提高远期疗效，应根据病情及患者全身情况正确掌握手术适应证，尽量做到根治性切除。术中要注意操作技术，减少因手术造成的癌细胞转移，重视围术期处理，减少手术并发症，使达到良好的治疗效果。

食管癌的预后

影响远期生存的主要因素有以下几方面。

（1）国际 TNM 分期：可较全面地反映癌的浸润深度和广度，以及淋巴结转移的级别，是决定预后的主要依据。国内报道的 9107 例外科治疗结果，Ⅰ、Ⅱ、Ⅲ、Ⅳ期的 5 年生存率分别为 90%，50%，35.8% 和 16.9%。

（2）淋巴结转移：局部淋巴结转移阴性者 5 年生存率为 39.3%；阳性者为 10%。贲门癌有无淋巴结转移 5 年生存率各为 8.3% 和 26.8%。

（3）浸润深度：细胞学普查发现的上皮内癌术后 5 年生存率达 100%，早期浸润癌可达 95% 以上。浸润癌（中晚期癌），分浸透肌层与未浸透肌层两组比较，前者 5 年生存率为 24.4%，后者为 40.4%。

（4）恶性度分级：按三级分类法Ⅰ级 5 年生存率为 38%，Ⅱ级为 24%，Ⅲ级为 33%。大切片法分析癌前缘分级，按四级分类，Ⅰ级 5 年生存率为 55.2%，Ⅱ级为 43.3%，Ⅲ级为 11.1%，Ⅳ级为 5.9%，差异非常显著。

（5）宿主抵抗性因素：癌的生长受宿主间质抵抗，甚至有人提出间质淋巴细胞浸润是免疫现象。从癌与宿主相关观点分析癌周淋巴样细胞反应（LCR）、癌的纤维性间质反应、尤其食管纤维膜有无增厚等发现，5 年生存率与 LCR 的强弱，有无纤维间质的胶原化"包围"，有无食管纤维膜增厚及有无癌侵犯显著相关，癌旁淋巴结的滤泡生发中心增生（GH）反应的有无及强度也与 5 年、10 年生存率有关。已有大量研究证实，癌的间质反应是宿主抗癌免疫的形态学表现，应予以充分重视。

食管癌远期疗效的影响因素

关于早期食管癌和贲门癌切除后食管复发癌占首位，其次是第二器官癌，二者占死亡总数一半以上。说明早期浸润癌也可发生转移。

改进早期诊断方法是改善食管癌预后的首要任务，细胞学拉网法虽仍不失为一种有效的早诊手段，但由于受检者仍有一定痛苦，且贲门癌的漏诊率较高，受检率有逐年下降的趋势。近年来新的无创性检测技术不断出现，如超微量胃液系列筛查法，电子穴位探测法，以及吞水音图微机诊断仪等，均属快速、简便、无痛的筛查方法，受检率达 90% 左右，有助于弥补拉网的不足。

第 5 章

康复调养

三分治疗七分养，自我保健恢复早

化疗期间患者吃什么为宜

化疗期间，由于药物在杀伤肿瘤细胞的同时，难免会使正常的细胞受到一定损害，产生相应的毒副反应，如免疫功能下降、白细胞减少、消化道黏膜溃疡、脱发等。此时，患者宜补充高蛋白质食品，如奶类、瘦肉、鱼、动物肝脏、红枣、赤豆等。河蟹、黄鳝、黑鱼、牛肉等也有助于升高白细胞。如出现食欲不振、消化不良，可增加健脾开胃食品，如山楂、白扁豆、萝卜、香蕈、陈皮等。

放疗后阴虚体质的患者吃什么为宜

患者接受放疗治疗后，往往会出现口唇干燥、舌红少苔，味觉、嗅觉减弱，食欲低下等津液耗损的现象。可多服一些滋阴生津的甘凉食品，如藕汁、荸荠汁、萝卜汁、绿豆汤、冬瓜汤、芦根汤、西瓜等；多食一些鱼、肉、奶、蜂蜜、新鲜蔬菜和水果。

癌症引起消瘦的原因

（1）癌瘤不断生长，摄取大量人体营养物质，成为一种慢性消耗。

（2）癌组织坏死，产生毒素，患者出现厌食和发热。厌食减少了营养物质的摄取，发热增加了身体的消耗。

（3）慢性出血，癌组织如果坏死，破坏血管，可以引起不同程度的出血，特别是结肠癌和直肠癌等消化道癌症更容易引起慢性出血，造成患者消瘦和贫血。

（4）消化系统癌症，如食管癌、胃癌，往往引起患者进食困难，消化和吸收功能障碍，甚至引起消化道梗阻，影响营养物质的摄取。

癌症患者放疗与化疗的禁忌证及注意事项

癌肿患者放射治疗及化学治疗有以下 6 点禁忌证：

（1）严重消瘦或已出现明显恶病质者。

（2）伴有急性感染或有脓毒出血症者。

（3）白细胞计数小于 3000mm^3，血小板计数小于 70000mm^3 者（相对禁忌证）。

（4）已有全身性广泛转移者放疗为相对禁忌证（化疗可用）。

（5）严重心、肾疾病患者。

（6）食管癌伴有深在溃疡和穿孔者及肺癌出现大量胸水、腹腔肿瘤出现大量腹水者。

在进行癌症放射治疗及化学治疗时通常应该注意以下内容：

（1）恶性肿瘤进行放疗或化疗时应经病理确诊后始可施治（诊断性治疗除外）。

（2）肿瘤局部有感染者，须先用药物控制后再做放疗，一时不能控制者，可先用小剂量照射，口腔部恶性肿瘤患者如伴有牙病，应先请口腔科医生处理，必要时拔除病牙，有假牙者照射前应取出。

（3）做放疗或化疗的患者，应进食高营养、易消化食物，忌食刺激性食物。

（4）注意保护照射部位的皮肤，要求清洁干燥，切勿用力摩擦或使用刺激性药物、热敷和理疗，应避免风吹和日晒。在不影响疗效的原则下，应注意保护眼球、睾丸、卵巢和骨骺端等部位。

（5）一般说来，射线及抗肿瘤化学药物在杀伤或抑制肿瘤的同时往往对人体正常的细胞，尤其是增殖旺盛的细胞有较大的影响，因而常可出现一些毒副作用。

（6）放疗或化疗如应用不当还可引起一些远期毒性反应，如致畸胎等，因而在治疗期间应注意避孕，早孕女性应不做上述治疗。

患了癌症以后怎么办，家属应如何减轻患者的负担

（1）密切配合医护人员，积极进行治疗，定期复查。

（2）力求分散注意力，树立勇气和信心与癌症做斗争，克服精神压力和情绪低落。坚持力所能及的体育锻炼。

（3）设法增进食欲，加强营养，可食一些温补滋阴、生津养阴的食物，如瘦肉、牛乳、鸡蛋、鲜鱼，以及苹果、橘子、百合、香菇等水果和蔬菜。

作为家属应该怎样减轻癌症患者的担心呢？首先要经常接近患者，亲近患者，特别是亲属，要做到经常在患者身边，以减轻他们孤独绝望的情绪；其次要给予癌症患者心理上的支持，要针对他们的担心做好解释和安慰，使他们看到希望；有的人病情急剧恶化，有的人病情进展缓慢，都要根据情况予以解释以激发他们与癌症做斗争的积极性；此外，还应针对患者担心的实际问题（如子女就业、家庭经济安排等）作适当的安置，以消除患者的思想顾虑。

癌症患者家庭预防褥疮的护理

预防褥疮要做到："七勤"，即勤翻身、勤擦洗、勤按摩、勤换洗、勤整理、勤检查、勤交代。具体办法是：

（1）对于长期卧床患者应每日定时更换体位，2～3小时翻身一次，最多不要超过4小时。翻身时应将患者托起，避免用力推拉等动作。身下骨骼突出部位应垫以气圈、棉圈、棉絮或海绵等。

（2）床铺应保持平整、干燥、清洁、无皱褶、无碎屑。衣被、尿不湿时要及时更换，大、小便失禁时，尤应保持皮肤及被褥的干燥。使用便盆时，应协助其抬高臀部，便盆上最好垫以软纸或布类，以防擦伤。

（3）每天定时检查受压部位，用温热水毛巾拭擦受压处，消瘦显著者可用50%酒精或红花乙醇按摩局部。如皮肤干燥且有脱屑者，可涂少量润滑剂，以免干裂出血。

癌症患者高热时应如何进行家庭护理

高热是常见病症之一。家属不能一见患者发热，便未经医生指点，随便使用退热药或抗菌药。高热患者若神志清，脉搏跳动有力，呼吸平静不费力，手足心微温，说明机体抵抗力很好可嘱患者多喝开水并用下述方法处置：

用冰冷的湿毛巾，或装冰块的塑料袋等放置于额、腋下或大腿根部，患者应穿薄薄的衣服，或将患者置于温水浴槽内，用软毛巾或海绵轻轻擦抹全身 15～30 分钟。若没有合适的浴盆，也可用毛巾或海绵浸透温水擦抹全身。擦洗降温之后用干毛巾轻轻将患者全身水珠擦干，使皮肤保持干燥。也可用乙醇擦浴。

🧑 防癌为何要从小抓起

饮食不当是致癌的重要原因。饮食中脂肪摄入过多，纤维摄入过少易患结肠癌、乳腺癌、前列腺癌；饮食中经常摄入腌制食品如咸肉、咸鱼、咸菜，喜食重盐，少食新鲜的蔬菜、水果，三餐不按时，进食快，喜食烫食等易患胃癌；进食含有黄曲霉素的发霉食物，易患肝癌。进食发酵的酸菜易引起食管癌；而这些饮食的嗜好和习惯，都是从小养成的。因此防癌就要从小养成良好的饮食习惯及爱好，保持营养素的平衡，达到平衡膳食的要求。现在，有不少孩子偏食很厉害，只吃鱼、肉等食物，使动物性食物摄入过多，形成脂肪占总热量的百分比过高，造成孩子肥胖，这类孩子今后容易患肿瘤和心血管疾病。科学家认为防癌要从小开始，要鼓励孩子爱吃各类食物，特别是要吃黄绿蔬菜。饭菜的比例要适当，不能只吃菜，不吃饭，避免进食过多脂肪。要养成清淡饮食的习惯。另外，也要教育青少年不吸烟、不酗酒，从小养成好习惯。

癌症患者是否可以过性生活

（1）治疗期间：由于癌症本身对机体的影响，以及手术、放疗、化疗等治疗手段带来的影响，使患者在精力、营养等方面消耗很大。这时，患者体质虚弱，应该把更多的精力放到治疗上，而暂时停止性生活。

（2）治疗结束后或基本治愈后的巩固治疗阶段：如果患者病情稳定，体力恢复好，那么恢复适当、有规律的性生活是可以的，以此调节夫妻关系。至于性生活的频度，应因人因病制宜，与病前性生活频度及患者的体质、年龄、病种有关，以性生活次日不感疲乏为宜。

（3）对于那些阴茎癌、外阴癌等生殖器官癌症，因治疗而带来外生殖器官残疾的患者，一方面可以设法做相应的成形手术；另一方面，也可以通过交谈，生活上相互体贴等性爱方式来加以补偿，最重要的是夫妻双方的体谅。

癌症康复期患者饮食营养要求

（1）饮食要平衡：不偏食、不忌食、荤素搭配、精细混食，每天食物品种愈多愈能获得各种营养素。

（2）要排除毒素，不吃酸渍（不包括糖醋味）、盐腌、霉变、烟熏、色素、香精一类的食物，不饮烈性酒。

（3）多用天然与野生食物，少用人工复制及精加工的食品。

（4）合理进补能提高人体的免疫功能，某些滋补品如人参、白木耳、薏苡仁、红枣等有直接或间接的抑癌与强身的功效。

（5）在烹调时，用油量可与正常人相似，不宜增加。同时要注意菜肴色、香、味的调配，多采用蒸、煮、炖的烹饪方法，尽量少吃油炸、煎的食物。

癌症的饮食预防方法

（1）少吃或不吃熏制食品，因为这类食品含有亚硝胺一类的致癌物质。

（2）饮食中少放盐，因为过咸的食物易引起食管癌。

（3）不吸烟，少饮酒或不饮酒，因为烟易引起肺癌；长期饮用烈性酒，易发生食管癌、胃癌与肝癌。

（4）不吃烧焦和发霉的食品，因为焦化的蛋白质有毒性；黄曲霉素是一种强的致癌物质。

（5）饮食要多样化，切忌偏食，因为偏食会造成维生素和微量元素缺乏，易导致癌症。

（6）适当吃些维生素 A、维生素 C、维生素 E 等药片，以及富含各种维生素的食品，因为这些维生素具有一定的抗癌作用。但不可过多地服用，以防其副作用。

（7）不吃过烫的饮食，因为食管癌与吃过烫食物有关。

（8）经常轮换进食下列食品，对防止癌症的发生有一定的意义。①蘑菇：能提高人体的免疫力，因为其对癌细胞有抑制作用。②新鲜蔬菜：如萝卜、圆白菜、花椰菜、南瓜、豌豆、莴苣和植物纤维素，不仅可抵消食物中的亚硝胺的致癌作用，而且可促使胃肠蠕动，使粪便在肠内停留时间缩短，因而对防止癌症（尤其对防止肠癌）很有帮助。③牛乳或羊乳：它不仅有丰富的维生素，而且有某些防癌物质。④蜂王浆：能增强人体免疫力，提高防癌效果。⑤茶：喝茶（尤其是乌龙茶）对防癌有一定的作用。⑥动物肝脏：其中有一定的防癌物质。⑦大蒜：它可激活人体巨噬细胞功能，增强人体免疫力，发挥防癌作用。⑧维生素 A：如胡萝卜、菠菜、番茄、紫菜等，都含有丰富的维生素 A，具有一定的防癌作用。⑨豆芽：其中的叶绿素，有一定的防癌作用。⑩杂粮和粗粮：它不仅可保证各种维生素的供给，也能保证各种微量元素的供给。

如何消除食物中的致癌物

（1）香肠、咸肉等肉制品，一般含少量亚硝基化合物。因含量不高，在食用时弃去脂即可。但不要油煎烹调，因为在高温下可促进亚硝基化合物的合成，使其中的亚硝基吡咯烷和二甲基亚硫胺等致癌物含量增高。

（2）虾皮、虾米都含有二甲基亚硝胺等挥发性亚硝基化合物，因此食用前最好用水煮后再烹调，或在日光下直接暴晒 3 ~ 6 小时，也可达到消除致癌物的目的。

（3）咸鱼中含亚硝基化合物较多，因此食用前最好用水煮一下，或者采用日光照射方法也可除去鱼体表面的亚硝基化合物。

化疗期间的癌症患者如何增加食欲

（1）更换食谱，改变烹调方法：一种新的食物可促进食欲，比如常吃猪肉类食物的患者可更换吃鱼、虾、蟹、鸡等，有条件的可吃一些龟、甲鱼。改变烹调方法使食物具有不同的色香味，也可以增加食欲。但无论哪一种食物，烹调时一定要达到食物比较熟烂的程度，方能顺利地消化吸收。

（2）药膳开胃健脾：①山楂肉丁：山楂100g，瘦猪（或牛）肉1000g，菜油250g以及香菇、姜、葱、胡椒、料酒、味精、白糖各适量。先将瘦肉切成片，油爆过，再用山楂调料等卤透烧干，即可食用。既可开胃又可抗癌。②黄芪山药羹：用黄芪30g，加水煮30分钟，去渣，加入山药片60g，再煮30分钟，加白糖（便秘者加蜂蜜）即成。每日早晚各服1次。具有益气活血，增加食欲，提高胃肠吸收功能的作用。

（3）多吃维生素含量高的新鲜蔬菜和水果：这类食物不但可以增加抵抗力，而且还可增加食欲。有些患者认为应忌食生、冷食物，但对水果蔬菜类应视情况对待。术后初期可吃菜汁和少量易消化的水果，每次量不宜多，应少量多餐。胃肠功能基本恢复后可以吃一些清淡爽口的生拌凉菜和水果，特别是化疗、放疗期，具有明显的开胃作用。

（4）病友之间交流饮食经验：病友之间交流饮食经验不但可以取长补短，还有利于增加食欲，这对癌症患者是十分必要的。

常食熏制食品可诱发癌症吗

近年来有些人认为吃熏烧食品会致癌，这是因为木柴、煤炭、谷糠、秸草、液化石油气等不完全燃烧产物中含 3，4- 苯并芘，该物质是强烈的致癌物。据化验结果，煤在燃烧中产生大量的煤焦油，而煤焦油中有 1500 多种化合物（主要是含苯化合物）。燃烧 1kg 煤，可产生苯并芘 0.21mg。此外，煤在燃烧时还含有天然铀和其他放射性物质，这些放射性物质不断放射出有害射线。它随着食物、饮水、呼吸等途径进入人体后，造成人体辐射损伤，可导致白血病、白内障、流产、死胎和畸胎等。木炭、谷糠、秸草、液化石油气等烟火均可产生苯并芘。20 年前就有人发现，把肉类放在烟中熏烤有很强的致癌物质——苯并芘。经测定，0.4536kg（1 磅）烤好的牛排中所含的致癌物质，要比 300 支香烟中所含的多得多，可高达 107mg/kg。如将肉挂在炉子旁熏制，则高达 107mg/kg。用松柴熏的红肠可高达 88.5mg/kg。科学家所用的动物实验证明，用烟熏的羊肉和鳟鱼喂大鼠，大鼠全部死于胃癌。

常食熏制食品能诱发癌症主要有下列两个方面。

（1）因为熏制品含有强致癌物质苯并芘。熏制食品中的苯并芘有多个来源，熏灯中含有这类物质，熏制过程中能污染食物；肉类本身所含的脂肪，在熏制时如果燃烧不全，也会产生苯并芘；另外，烤焦的淀粉也能产生这种物质。

（2）熏制品中可能还含有其他一些潜在的致癌物质。比如1978年日本癌症研究所在熏烤和烧焦食物中发现一种"致突变原"，动物实验证明其毒性比苯并芘大100倍，不过这种"致突变原"的具体成分尚未确定。

熏制食品致癌的决定因素

（1）与食入量有关：吃得越多，摄入的苯并芘等致癌物也越多，所以熏制品不宜作为日常食品。

（2）与熏烤方法有关：用炭火熏烤，每公斤肉能产生2.6～11.2mg的苯并芘，而用松木熏烤，每公斤红肠能产生苯并芘88.5mg，所以最好选用优质焦炭作为熏烤燃料。另外，熏烤时食物不宜直接与火接触，熏烤时间也不宜过长，尤其不能烤焦。

（3）和食物种类有关：肉类熏制品中致癌物质含量较多，1kg 烟熏羊肉相当于 250 支香烟产生的苯并芘，而淀粉类熏烤食物，如烤白薯、面包等含量较小。

如何做好癌症患者的精神护理

（1）正确引导患者认识癌症，使其认识到癌症并非不可战胜，癌症也是"慢性病"，树立积极治疗和战胜癌症的信心。

（2）设法转移患者对疾病的注意力，作为患者家属或亲友，要关心体贴患者，但不能对患者过分迁就照顾，助长患者一味卧床静养的惰性。在不引起疲劳和不影响治疗的前提下，应鼓励患者练练气功，打打太极拳，看看小说和电视，甚至适当地生活自理，以分散患者对疾病的注意力，以良好的心理状态去接受各种治疗和康复措施。

（3）如果患者还不知道自己的病情，家属要不要把实情告诉患者？这要根据患者的年龄、性格、文化程度等来区别对待。如果患者是不懂事的少年或已近古稀的老人，就没有必要告诉患者；如果患者平素性格坚强，对癌症有一定的认识，则可以逐步地在患者思想有所准备的情况下告诉本人，这样可以争取患者积极主动地配合治疗。

食管癌的一级预防

一级预防即病因学预防，是降低食管癌发病率的根本途径，与流行病学研究和病因学研究的进展密切相关，这是最理想的方法，但困难很大，目前还很难全面开展。

（1）改变喜食霉变食物的习惯：目前已有充分证据说明食用霉变食物特别是酸菜、霉窝窝头和鱼露是食管癌发病的重要因素之一，因此应大力宣传这类食品对人体健康的危害，使群众少吃或不吃，同时鼓励种植蔬菜和水果，以增加鲜菜和水果的摄入，补充维生素 C。霉变的食物，一方面产生霉菌毒素或代谢产物，一方面促进亚硝胺的内合成，是导致食管癌的主要病因，多吃新鲜蔬菜或补充维生素 C 可阻断体内亚硝胺的合成，可使胃内亚硝胺含量降低，从而降低了胃内亚硝胺的暴露水平。另外林县的营养预防试验发现，补充核黄素和烟酸能降低食管癌的发病率15%。同时也应积极研究科学的酸菜制作和保存方法，以满足当地居民世代以来养成的传统饮食习惯。

（2）粮食的防霉：霉变的粮食含有多种致癌的毒素，因此积极开展粮食的防霉去毒工作非常重要，特别是应宣传家庭储粮的防霉的重要性。一般粮食的含水量在 13% 以下可达到防霉的要求，一旦发现粮食已经霉变，应采取勤晒，食用时挑拣，多次清洗并加碱处理，可有效减少霉菌毒素的摄入。

（3）加强饮用水的卫生管理：现已发现食管癌高发区水中的亚硝胺含量明显高于低发区。因此搞好环境卫生，防止水源污染十分重要，逐渐减少饮用沟塘水的地区，推广土自来水。对食用的沟塘水也应进行漂白粉消毒，可明显降低水中亚硝胺含量和杀灭其他传染病菌。

（4）遗传致病因素的预防：食管癌具有较普遍的家族聚集现象，表明有食管癌家族史的患癌易感性确实存在，应加强同代人群的监测工作。患者为男性，就加强男性监测，特别是 49 岁前的人群，患者是女性，加强女性监测，特别是 50 ~ 69 岁的人群，并且应把三代人中发生过 2 例或 2 例以上食管癌死亡的家庭，当作危险家庭，对这些家庭中 40 ~ 69 岁的成员当作风险人群，定期体检，提供预防性药物或维生素，劝导改变生活习惯等，对降低食管癌发病具有一定的积极意义。

食管癌的二级预防

对于食管癌，当前要完全做到一级预防是不可能的。由于食管癌的发生、发展时间较长，如能做到早期发现、早期诊断并予以及时治疗，特别是阻断癌前病变的继续发展，是当前现实可行的肿瘤预防方法。

（1）普查：将高发区年龄在35岁以上，有食管癌家族史，或存在食管上皮增生的患者定为高危人群，予以重点监测，并且对食管癌高发区35岁以上居民尽量予以普查。普查以食管拉网细胞学检查为主，发现可疑患者，应尽快进行内镜检查，以达到早期诊断的目的。对食管癌的早期表现，如"吞咽不适感"应使高发区广大人群所熟知，可提早患者的就诊时间，以便早日诊断和治疗。

（2）癌前病变的药物预防：食管癌的癌前病变主要指食管上皮重度增生，用抗癌乙Ⅲ片（山豆根、败酱草、白藓皮、黄药子、夏枯草、草河车六味药组成的抗癌乙片内加2mg氟尿嘧啶）、抗癌乙片和太洛龙治疗食管上皮重度增生，未治疗组癌变率为7.4%；治疗组癌变率：抗癌乙Ⅲ片组为2.5%，抗癌乙片组为1.4%，太洛龙组为2.3%，均较未治疗组有显著差异且恢复正常者亦多于未治疗组。

中国科学院1983年起，在食管癌高发区河南林县河顺乡和安阳县磊口乡，进行食管癌前病变的阻断性治疗研究。通过食管细胞学普查，检出食管上皮重增患者2531人，随机分为三组，分别服用抗癌乙片、维胺酯和安慰剂。检出轻增3393人，随机分为两组，分别服用核黄素和安慰剂。3 年和 5 年内患者的服药率在 90% 以上，服药 3 年和 5 年后，进行了食管细胞学复查，结果证明。抗癌乙片使食管重增的癌变率下降了 52.2%，达到了预定的目标。维胺酯和核黄素也显示有一定的阻断作用，分别使食管重增和轻增的癌变率下降 37.3% 和 22.2%，并发现适当提高维胺酯的服用剂量，可明显提高其防癌作用。核黄素服用 5 年后，使食管轻增的癌变率下降 34.8%，比服药 3 年后轻增的抑制率 22.2%，增加 56.8%，说明核黄素服用愈久，抑制轻增癌变的作用愈明显。实验所用抗癌乙片是由六味中药制成，为我国独有且价格低易于推广。维甲类化合物是目前根据最充分和最有希望的一类肿瘤预防药。维胺酯作用强，毒性低，有很好的预防效果。核黄素是人体必需的维生素，如能进一步确证其防癌效果，则具有深远意义。

如何应用中药外治食管癌

【方1】

药物组成：香豉、杏仁去皮尖、干姜、吴茱萸、川椒、建曲各等分。上药分炒去汗，共研为末，炼蜜为丸。

使用方法：用以擦胸，每日数次。

【方2】

药物组成：胆南星、瓦楞子各5g，白矾2g，枯矾、雄黄、牛黄、琥珀、乳香、没药、珍珠、白降丹各1.5g，白砒2.5g，麝香0.3g，青鱼胆2个。上方贵重药及剧毒药另研，一般药品烘干，研为细末过筛，混合调匀，再研一遍，装瓶备用。

使用方法：取药粉适量，青鱼胆汁为丸如芥菜籽大，贴于上脘、中脘、膻中穴，外用胶布固定。2日换药1次，半月为1个疗程，治愈为止。

如何预防食管癌和贲门癌

（1）食管癌高发区水土中缺乏多种微量元素，如钼、锌、锰，要纠正土壤中缺钼的状况，扩大微量元素肥料。

（2）管好水源，减少污染，在饮水中加微量元素。

（3）改变饮食习惯，不吃霉变食物。

中医如何治疗食管癌

（1）痰瘀互阻型

方药：沙参、丹参、佛手、瓜蒌、荷叶蒂、山豆根各15g，麦冬、川贝（碎）、郁金各12g，半夏10g，威灵仙、半枝莲各20g，白花蛇舌草30g。

适应证：食管鳞状上皮癌。形体消瘦，吞咽困难，嗳气呃逆，胸骨后疼痛，口干微苦，大便燥结；舌质暗红，苔黄，脉细。证属痰瘀内结证者。

用法：水煎服，每日1剂。

（2）痰热津亏型

方药：北沙参、丹参、威灵仙、半枝莲各20g，麦冬、昆布、海藻各15g，贝母（碎）、桃仁、柿蒂各12g，白花蛇舌草30g，三七（碎）8g。

适应证：食管癌。吞咽梗阻，胸骨后灼痛，形体羸弱，口干苦，心烦，大便秘结，小便短少；舌红而干，苔黄腻，脉滑数。证属痰热交阻，热结津亏者。

用法：水煎服，每日1剂。

（3）肝气犯胃型

方药：半枝莲30g，银花20g，蒲公英、连翘、紫花地丁、瓜蒌各15g，鸡内金、元胡、花粉、牡蛎、山豆根、焦山楂、丹皮、栀子各9g，郁金、大黄各6g，重楼10g。

适应证：食管癌。肝气犯胃者。

用法：水煎服，每日 1 剂。

（4）湿浊瘀阻型

方药：淡附片、干姜、桂枝、党参、橘红、半硫丸（分吞）、生大黄（后下）各 10g，葛花 15g，丁香、青皮各 6g，砂仁 3g，土茯苓 30g。

适应证：食管癌。噎嗝，恶心或吐，纳呆厌食，胸闷胀，口干不喜饮，便秘，胃寒肢冷；左脉沉弦，右脉沉细而涩，舌质淡泛紫、积雪白苔。属阳气衰微，阴邪内盛，湿浊瘀阻之证者。

用法：水煎服，每日 1 剂。

第 6 章

预防保健

**养成饮食好习惯，远离疾病
活到老**

预防癌症措施

（1）戒除吸烟。

（2）少饮烈性白酒。

（3）防霉变。

（4）去除亚硝胺。

（5）吃食物多咀嚼。

（6）脂肪摄入勿过多。

（7）少吃烟熏食品。

（8）注意厨房里的污染。

防癌16法

（1）饮食多样化，不偏食。

（2）多吃维生素含量丰富的食物，包括蔬菜水果及动物肝脏等。

（3）不食过多脂肪，多吃新鲜蔬菜。

（4）不吃霉烂变质食物。

（5）不酗酒，每日饮酒量不超过1两。

（6）不吸烟，这是预防肺癌最有效的方法。

（7）注意口腔卫生，及时治疗龋齿等口腔疾病，假牙要戴合适，防止口腔癌的发生。

（8）吃饭时，应注意细嚼慢咽，不食过烫食物。

（9）切忌暴饮暴食，不吃烧焦食物，少吃煎炸食品，不过多食用刺激性大的食物。

（10）注意厨房通风。

（11）切忌烈日下暴晒。

（12）不滥用药物，尤其不要滥用性激素类药及有细胞毒性的药物，防止药物致癌危险。

（13）女性分娩提倡自己哺乳，可以减少乳腺癌的发生。

（14）注意性道德、性卫生，提倡计划生育，预防或减少子宫颈癌、阴茎癌、艾滋病的发生。

（15）加强体育锻炼，生活要有规律，避免过度疲劳，防止癌症乘虚而入。

（16）培养乐观、豁达的个性。

在日常饮食中如何防癌

（1）少吃脂肪、肉类和使身体发胖的食物，体重超过正常标准的人，有近半数易患癌症。

（2）不要吃霉变食物，吃了发霉的大米、玉米、花生等易患肝癌、胃癌。

（3）多吃新鲜的绿叶蔬菜、水果、菇类等有利于防癌。含维生素 A 的蔬菜可防止上皮细胞潜在癌变，含维生素 C 的蔬菜是一种良好的解毒剂。

（4）多吃含维生素 A 和维生素 B 族的食物，如肝、蛋、奶等以及胡萝卜，可减少肺癌的发生。

（5）多吃含粗纤维的食物，如胡萝卜、芹菜、莴苣等蔬菜，可减少直肠癌的发生。

（6）少吃盐腌制品、亚硝酸盐处理过的肉类、熏制食物及泡菜等，可减少直肠癌的发生。

（7）少喝含酒精的饮料，以防喉癌、食管癌。

（8）饮食有节，不暴饮暴食，每顿饭吃八成饱为宜，适当控制热量的摄入，可明显降低直肠癌的发病率。

（9）合理补充能提高人体免疫功能的某些滋补品。如人参、蜂王浆、苡仁米等，有直接抑癌的功效。

（10）少用辛辣调味品，如肉桂、茴香、花椒等，过量食用这些食物有可能促进癌细胞的增生，从而加速癌症恶化。

哪些食物有防癌抗癌作用

足量的维生素 C、维生素 A，微量元素硒、钼等，可以起到抵消、中和、减低致癌物质的致癌作用，达到防癌、抗癌的作用。

（1）含维生素 C 丰富的食物：有各种新鲜蔬菜和水果，如芥菜、苤菜、香菜、青蒜、荠菜、菜花、柿椒、柑橘、鲜枣、山楂、各种萝卜、圆白菜、草莓、绿豆芽、四季豆、番茄、冬笋、莴笋、香蕉、苹果、杏、猕猴桃等。

（2）含维生素 A 丰富的食物：鸡肝、牛肝、鸭肝、猪肝、带鱼、蛋、胡萝卜、红薯、豌豆苗、油菜苔、柿椒、芹菜、莴笋叶等。

（3）含大蒜素丰富的食物：有资料表明含大蒜素的食物有明显的抗癌作用，主要有大蒜、葱。

（4）含微量元素丰富的食物：这类食物能防癌、抗癌。含量丰富的有肉、海产品、谷物、大蒜、葱、芝麻。

（5）提高免疫力的食物：有猕猴桃、无花果、苹果、沙丁鱼、蜂蜜、牛奶、猪肝、猴头菌、海参、牡蛎、乌贼、鲨鱼、海马、甲鱼、山药、乌龟、香菇等。

为何说"癌从口入",怎样 把住入口关

　　饮食、营养对癌症的形成有一定影响,其中包括食品中各种物质的代谢和潴留,作用于宿主细胞致癌。据报道,在美国的癌症患者中,男性 1/3,女性 1/2 是与饮食有关的。研究指出:少吃含脂肪丰富的食物、腌制熏制食物,少饮酒,不吸烟,多吃蔬菜、水果和五谷杂粮,尤其多吃富含维生素 C、维生素 A、维生素 E 的食物,对降低肺癌、胃癌、膀胱癌、乳腺癌和前列腺癌等癌症的发病率有良好效果。除烟熏、霉变食物外,进入宿主体内的防腐剂、着色剂、食品添加剂等都可能含有致癌物。宿主内也可以通过代谢合成某些致癌物质,引起细胞转化与恶变。如食物中的胺类物质(多见于变质的鱼)与亚硝胺(来自腌制品)可在胃内合成强致癌性亚硝胺类化合物,与胃肠道癌的发生关系密切。膳食中的脂肪含量高,植物纤维少则会引起肠腔内因胆盐和胆固醇分泌过多导致癌物质形成并潴留,与结肠癌的发生有关。

　　因为饮食可以直接导致致癌症的发生,所以,我们必须从下面几个方面把住"癌从口入"关。

　　(1)食物多样化,营养要平衡。

（2）多吃富含维生素、矿物质和纤维素的新鲜蔬菜、水果、五谷杂粮和菌类食品。

（3）不偏食、不暴饮暴食。

（4）不吃烧焦、发霉、腌渍失度的腐烂变质的食物。

（5）少吃熏烧油炸食品。

（6）不吃过热食物、少吃加入人工添加剂的食物。

（7）不吸烟、少喝酒或不喝酒。

如何改变饮食习惯

首先要改变吃酸菜的习惯，尤其是酸菜缸内已出现一层白色的霉苔，其中含有大量的白地霉。如果将这些物质喂小白鼠可诱发食道癌，所以长了白膜的酸菜不能吃。馒头、干粮要现做现吃，或吃时重新加热。鼓励吃新鲜粮食、新鲜蔬菜，讲究卫生，防止霉菌污染食品。吃饭要细嚼烂咽，不食过硬、过粗、过热的食物，尽量减少机械；化学物质的刺激，改掉吸烟、饮酒的习惯，食管癌发病率是会下降的。

怎样运用鸡蛋疗法防治食管癌

方1：藤梨根鸡蛋方

组成：藤梨根50g，鸡蛋2枚。

用法：藤梨根50g加水浓煎取汁，放火上煮，打入鸡蛋2枚，煮成溏心蛋，当点心吃。

方2：蜈蚣鸡蛋方

组成：蜈蚣1条，鸡蛋1枚。

用法：蜈蚣1条研末，鸡蛋1枚打碎。2味拌匀蒸熟。空腹服用，早晚各1次。

方3：胡桃枝鸡蛋方

组成：胡桃枝45g，鸡蛋3枚。

用法：先将鸡蛋3枚煮熟，去壳后再与胡桃枝45g同煮4h，分3次连汤服。

方4：斑蝥蛋方

组成：斑蝥7只，鸡蛋1枚。

用法：将斑蝥7只去头、足、翅，装入打一小口的生鸡蛋内，用湿纸封口，蒸熟、去斑蝥。凌晨空腹食米饭和鸡蛋。

中医治疗食管癌的名方

用中药汤剂送服开道散达到很好疗效。现介绍如下：

（1）汤方：半枝莲、白花蛇舌草、刘寄奴各30g，金沸草、代赭石、柴胡、香附、郁金、炒枳壳、沙参、麦冬、元参、清半夏、丹参各10g。水煎服，每日1剂。随症加减，并服开道散3g，分3次冲服。

（2）开道散：醋制紫硇砂、紫金锭各1000g，冰片10g，麝香1g。共研细末，装瓶备用。

醋制紫硇砂：紫硇砂加等量醋，加水适量，至紫硇砂全部溶解后，取溶液熬干即成。

服药期间忌食虾酱、韭菜、牛肉。

食管癌后期如何选药粥辅助治疗

（1）薏米粥

组成：薏米30～60g，粳米50～100g。

用法：薏米干燥研末，同粳米共煮为粥。早晚服用。

（2）粟米粥

组成：粟米（小米）200g。

用法：粟米洗净，加水煮粥。随意服食。

（3）葵树子粥

组成：葵树子 50g，瘦猪肉 50g，大米 100g。

用法：葵树子洗净，捣碎，猪肉切小块，二者与大米同煮为粥。随意服用。

（4）五仁粥

组成：桃仁 10g，杏仁 10g，柏子仁 10g，郁李仁 10g，松子仁 20g，大米 100g。

用法：五仁洗净，捣碎，与大米同加水煮为粥。

（5）人参蜂蜜粥

组成：人参 3g，蜂蜜 50g，姜汁适量，韭汁适量，粳米 100g。

用法：人参切片，与蜂蜜、姜汁、韭汁、大米同煮为粥。

如何选择食物配合食管癌放疗及化疗

（1）食管癌放射治疗的食物配合

杏仁酥豆腐：杏仁、鲨鱼肉、豆腐同煮，治食管癌放疗期咽喉灼痛。

杏仁蜜：杏仁霜调蜂蜜，缓缓咽服，可改善梗阻疼痛，增进食欲。

五汁膏：梨汁、藕汁、萝卜汁、甘蔗汁、牛乳汁各2杯，天门冬、麦门冬各7.5g，生地黄，薄荷各6g，贝母、丹皮各3g，茯苓2.4g，牛角、羚羊角各1.5g。炼蜜为膏，每日2次，每次1匙，开水冲服。

（2）食管癌化学治疗的食物配合

泥螺：泥螺作肴食，润燥生津，可保护化疗对口腔的刺激，防治口腔溃疡。

鹅血肉丝汤：鹅血、肉丝煮汤食。

猕猴桃果：猕猴桃鲜果，食之调中下气，止呕。本品营养丰富，可以常服。

怎样选用食疗法缓解食管癌、贲门癌症状

（1）饮食以细、软、凉热适中、少量多餐为原则。根据梗阻情况，选用合适的流质、半流质或软食。

（2）有吞咽困难者，可选用鲫鱼、鲤鱼、黄蚬、河蚌、乌骨鸡、生梨、荔枝、甘蔗、核桃、韭菜、小蒜、柿饼、藕、青蛙、癞蛤蟆、牛奶、鹅血、芦笋。

（3）改善胸闷梗痛的食物有韭菜、马兰头、无花果、杏仁、桔饼、鲨、海黄鳝、黄辰鱼、猕猴桃、荠菜、泥鳅、青花鱼（鲐鱼）蜜、

刺虾虎鱼。

（4）呃逆者可选用荔枝、刀豆、柿子、核桃、甘蔗、苹果、萝卜。

（5）有泡沫黏液者可选用薏仁、菱、橘子、苹果、橄榄、琼脂、海蜇、荸荠、蛤蜊、鲨鱼、乌龟。

（6）大便秘结者可选用荸荠、蜂蜜、莼菜、海蜇、泥螺、无花果、桃子、松子、芝麻、核桃、兔肉、桑椹。

食管癌便秘应怎样护理及食疗

食管癌后期因脏腑亏虚，阴津失濡，不能润滑肠道，亦可因饮食不入，大便失濡而产生便秘。便秘产生后可加重食管癌症状。所以家庭护理时应做到：

（1）适度按摩腹部，促进胃肠蠕动。

（2）饮用果汁及润肠饮品。

（3）配合针灸。

（4）食疗方法可用以下单方：

①芝麻杏仁蜜粥：芝麻 15g，甜杏仁 9g，蜜 9g 煮粥食，润燥通便。

②麻仁松子粥：麻子仁 15g，松子仁 15g，小米 100g 煮粥服之，可养血通便。

③皮面包香蕉汤：皮面包，香蕉同煮，服之通便。

④桑椹苹果泥：桑椹子、苹果泥，缓缓咽食，补虚损，通大便。

食管癌放疗后胸痛怎样家庭自疗

（1）六神丸：每次 10 ~ 15 粒，空腹温水缓送。每日 4 次，服后卧床休息 30 分钟至 1 小时。最好选用北京同仁堂的产品。

（2）云南白药：每次 1g，加入调好的藕粉内，每日清晨、晚上空腹服用。服后卧床休息 30 分钟至 1 小时。

（3）天仙丸：每次 2 ~ 4 粒，饭后温开水送下，每日 3 次。

（4）桑叶 10g，紫苏 10g，胖大海 30g，玄参 15g，威灵仙 30g，蜈蚣 2 条，半夏 12g，元胡 20g。水煎服，每日 1 剂，共服 10 天。

食管癌患者可选用哪些靓汤辅助治疗

（1）粟米淮山猴头菇水鸭汤

用料：粟米两条，山药 40g，猴头菇 80g，水鸭 1 只，瘦猪肉 80g，陈皮 1 角，细盐少许。

制法：

①拣选原条粟米用清水洗干净，切厚件，备用。

②山药、陈皮分别用清水浸透，洗干净，备用。

③猴头菇用清水浸透，洗干净，切件，备用。

④水鸭剥洗干净，去毛、去内脏，斩件，备用。

⑤瘦猪肉用清水洗干净，备用。

⑥瓦煲内加入适量清水，先用猛火煲至水烫，然后放入以上全部材料，候水再滚起，改用中火继续煲 3h 左右，以少许细盐调味，即可以饮用。

功效：此汤有健脾养胃、补益虚损之功，适用于食管癌患者，身体虚弱、不思饮食、形体消瘦、手脚无力、精神疲乏等病证。

（2）菜干蜜枣鸭肾汤

用料：瘦猪肉 30g，白菜干 100g，蜜枣 2 个，腊鸭肾 2 个。

制法：

①将白菜干浸软洗净，切段；蜜枣洗净，腊鸭肾温水浸半小时，洗净，切件，猪瘦肉洗净，切片。

②把全部用料一齐放入锅内，加清水适量，武火煮沸后，文火煮 1 ~ 2 小时，调味即可。

功效：此汤有滋阴润燥，养胃消食之功。适用于食管癌属胃阴不足者，其他癌肿化疗期间和治疗后胃津不足者，口渴，不思饮食等病证。

注意：若无腊鸭肾，用鲜鸭肾获同效。

（3）龙葵蛇莓白英丹参汤

用料：龙葵 40g，蛇莓 40g，白英 40g，丹参 2g，蜜枣 6g。

制法：

①龙葵、蛇莓、白英和丹参分别用清水洗干净，备用。

②蜜枣用清水洗干净，备用。

③将以上材料全部放入瓦煲内，加入适量清水，先用猛火煲至水滚，然后改用中火继续煲 2 小时左右，即可以饮用。

功效：此汤有清热解毒、消肿散结之功。适用于食管癌患者，进食吞咽困难，胸背疼痛，咽下更甚，烦热口渴，大便干燥等病证。

（4）无花果败酱草猪肉汤

用料：无花果 8 个，败酱草 40g，北沙参 20g，玉竹 20g，丹参 20g，瘦猪肉 250g，细盐少许。

制法：

①无花果用清水洗干净，切开，备用。

②败酱草、北沙参、玉竹、丹参分别用清水浸洗干净，备用。

③瘦猪肉用清水洗干净，备用。

④瓦煲内加适量清水，先用猛火煲至水滚，然后放入以上全部材料，待水再滚开起，改用中火继续煲两小时，以少许细盐调味，即可饮用。

功效：此汤有养阴清热，解毒化瘀，滋养胃阴之功。适用于食管癌患者、胃内灼热、口干口渴、食后胃痛、心下痞硬、吐血便血、大便干结等病证。

（5）蛇莓龙葵半枝连猪肉汤

用料：龙葵 40g，蛇莓 40g，白英 40g，蜜枣 4 个，半枝莲 40g，瘦猪肉 250g，细盐少许。

制法：

①龙葵、蛇莓、白英和半枝莲分别用清水洗干净，备用。

②蜜枣、瘦猪肉分别用清水洗干净，备用。

③将以上材料全部放入瓦煲内，加入适量清水，先用猛火煲至水滚，然后改用中火继续煲 2 小时左右，以少许细盐调味即可以饮用。

功效：此汤有清热解毒、消肿散结之功。适用于食道癌患者，感觉胃内灼热、饮食之后胃痛加剧，心下痞硬、口苦心烦、小便黄等病症。

注意：身体虚弱、脾胃虚寒的人不宜多饮。

食管癌患者可选用哪些药粥

（1）谷皮糠粥

用料：谷皮糠 30g，粳米 50g。

制法：将粳米入锅，加水 500ml，煮为稀粥，再加入谷皮糠，调匀，煮 2 ~ 3 沸，待食。

用法：每日早晚，温热服食。

（2）薏苡仁粥

用料：薏苡仁粉 30 ~ 60g，粳米 50g。

制法：先将粳米煮成稀粥，加入薏苡仁粉，搅匀，煮 3 ~ 5 沸，待食。

用法：每日 2 ~ 3 次，温热服食。

食管癌患者可选用哪些药羹

（1）韭菜汁

用料：鲜韭菜 1000g。

制法：将鲜韭菜去杂质，洗净沥水，切碎榨汁备服。

用法：每日 2 ~ 3 次，每次 50ml。

（2）银耳薏米羹

用料：薏苡仁 50g，水发银耳 10g，白糖、淀粉适量。

制作：将薏苡仁洗净泡透，与银耳（撕碎片）同煮粥，加白糖，勾芡，煮沸，待食。

用法：每日早晚，温热食服。

（3）鲫鱼羹

用料：活鲫鱼 1 条（约 400g），干姜 3g，橘皮 3g，胡椒、葱白、生姜、生粉、细盐各适量。

制作：将鲫鱼去掉鳞、鳃及内脏，洗净，放入锅中，加水适量，先用武火烧沸，后改用文火煨至烂熟，滗取鱼汤备用，鱼另食用；再把干姜、橘皮和胡椒同碾成细末，生姜和葱白切成碎末，同放入鱼汤中煮沸 5 分钟，最后加入生粉、细盐稍煮即成。

用法：每日 1～2 次，每次 1 小碗，温热食用，连食 7 天。

（4）三七莲藕鸡蛋

用料：三七末 3g，鸡蛋 1 个，鲜藕 250g。

制作：先将鲜藕去皮洗净，切碎绞汁备用，再将鸡蛋打入碗中搅拌，加入藕汁和三七末，拌匀隔水炖 50 分钟即可。

用法：每日清晨空腹食之，8～10 天为 1 个疗程。

食管癌患者可选用哪些药膳

（1）柿霜麦冬甘蔗雪梨

用料：柿霜 20g，麦冬 20g，甘蔗 500g，雪梨 2 个，陈皮 1 角，冰糖少许。

制法：

①麦冬、陈皮分别用清水洗干净，备用。

②甘蔗斩成小段，劈开，用清水洗干净，放入榨汁机内榨取蔗汁，备用。

③雪梨去蒂，切开，去心、去核，切厚块，备用。

④冰糖加入少许清水，煮成糖水，备用。

⑤将柿霜、麦冬、雪梨和陈皮放入炖盅内，加入适量清水，甘蔗汁和冰糖水，盖上炖盅盖，放入锅内，水炖 90 分钟左右，即可以饮用。

功效：此炖品有清热化痰、生津润燥、理气和胃之功。适用于食管癌吞咽困难、胸背疼痛、多痰、形体消瘦、低热盗汗、口干咽燥、大便燥结等病证。

（2）生姜胡椒豆蔻蒸鲫鱼

用料：生姜 40g，黑胡椒 12g，白豆蔻 12g，生油少许，鲫鱼 1 条，细盐少许。

制法：

①拣选新鲜鲫鱼1条，约250g，洗干净，刮去鱼鳞、去鳃、去肠脏，洗净血污后抹干水，备用。

②白豆蔻去壳，取仁，研磨成粉末，备用。

③黑胡椒研磨成粉末，备用。

④生姜用清水洗干净，刮去姜皮，切成生姜丝，备用。

⑤将白豆蔻仁粉末、黑胡椒粉末、生姜丝、生油和盐少许拌匀，放入鲫鱼的腹腔内，摊放均匀。再将鲫鱼盛放于碟子上，淋上适量生油，隔水蒸熟，即可食用。

功效：此菜有健脾开胃、降逆止呕、养胃安胎之功。适用于食道癌饮食不下，反胃作吐，泛吐清涎，精神不振等病证。

注意：身有燥热、胃肠热盛的人不宜多食。

（3）洋葱蘑菇炒鹅血

用料：洋葱头1个（约100g），鲜蘑菇60g，熟鹅血250g，生姜2g。

制法：

①将熟鹅血切小方块；洋葱头去衣，洗净，纵切成条；蘑菇洗净；姜洗净，切丝。

②起油锅，放洋葱、蘑菇略炒，放鹅血、姜丝略炒，加盐调味，炒熟即可。

功效：此菜有滋阴养胃，解毒益肠之功。适用于食管癌、胃癌，其他癌肿放疗、化疗有胃肠反应，呕吐，不思饮食，噎嗝不爽等病证。

注意：鹅血治疗癌肿多使用生血，或以韭菜汁伴鹅血饮，或以水冲服，或黄酒冲服，或饮纯鹅血等。

（4）人参雪梨马蹄糕

用料：人参 30g，雪梨 1 个，龙眼肉 30g，马蹄 5 个，甘蔗汁 100ml，牛奶 200ml，姜汁少许，蜜糖适量。

制法：

①将人参洗净，隔水炖参汁；雪梨（去皮）洗净取肉；龙眼肉、马蹄（去皮）洗净。

②把参渣、雪梨肉、龙眼肉、马蹄放搅拌机内，搅拌成泥状，隔渣取汁。

③把全部汁液（包括姜汁、参汁、甘蔗汁、牛奶），倒进瓦盅内拌匀，隔水炖，浓缩成糊状，加蜜糖少许调匀即可。

功效：此菜有滋阴润燥，补气养胃之功。适用于晚期食管癌、胃癌体虚食少，其他癌肿手术后，放疗、化疗期间及治疗后，胃阴不足，胃呆食少等病证。

注意：癌肿属湿浊内盛，痰多，滑泄者不宜食用本品。

（5）灵芝蒸猪肉

用料：灵芝 3g，猪瘦肉 100g。

制法：

①将灵芝洗净，晾干研末；猪瘦肉洗净剁肉酱。

②把灵芝末与肉酱放入容器内（碟），加酱油及生油少许、食盐适量拌匀，水蒸熟即可。

功效：此菜有补气益血，养心健脾之功。适用于食道癌、其他癌肿属虚症者，或放疗、化疗之后身体虚弱、白细胞减少者，神疲倦怠，心悸失眠，食少懒言等病证。

食管癌后期可选哪些药膳辅助治疗

（1）土附鱼炖豆腐

用料：土附鱼 500g，豆腐 250g，葱、生姜、食盐椒面、味精及绍酒各适量。

制法：先将土附鱼去头和内脏，洗净，放砂锅中，加葱、生姜、食盐、绍酒、椒面和清水适量；再将砂锅置武火上浇沸，后用文火炖至五成熟时，加入豆腐块再炖，至土附鱼熟烂即可。食用时，加味精少许，日服 1 次，2～3 天为 1 个疗程。

功效：此汤有补脾胃，益元气，养荣血，清热利湿之功。适用于食管癌后期噎膈。

（2）芦桃浆

用料：鲜芦根 30g，桃仁 9 个。

制法：先煮芦根取汁去渣，再将桃仁研末，以芦根汁调成浆，少许频频含咽。

功效：此汤有益胃降火，破血散结之功。主治因气火郁结于血分而致之噎膈反胃症。

（3）姜韭汁

用料：新鲜韭菜 1500g，鲜生姜 500g，牛乳 250g。

制法：将鲜韭菜洗净后捣烂，绞取鲜汁约 100ml；而后把鲜生姜洗净，捣烂，绞取姜汁约 30ml，将韭汁、姜汁和牛乳一同混合搅匀，煮沸后即可，每日 2～3 次，每次加温后慢咽 4～5 口，或酌情多饮一些。

功效：此汤有温中补虚、行气散血之功，适用于反胃、噎膈及食道癌、胃癌等症。

吐纳咽气功防治食管癌

（1）寅时（凌晨3～5点），面向南方，取坐位或站位，全身松静自然，静神不乱思。

（2）先做3次深呼吸，吸气时意守食道；呼气时意守食道中的病气随呼气排出体外。然后闭气不息，默念5～9个数。再吸气至满口时将口中之气如咽硬物至食道部；呼气时将这股气直接送入下丹田，同时意想食道部畅通无阻。如此做3次深呼吸，1次闭息，再一吸一呼下趋丹田为1遍，共做7遍。

（3）接上式，将满口津液分3口如咽硬物送入下丹田。再做3次深呼吸，吸气时将清新而且有滋养作用之气送入下丹田；呼气时将体内病气排出体外。最后意守丹田的气感10～20分钟。

抗癌防癌功防治食管癌

松静站立，做三吸嘘，三开合，然后先迈左脚，同时吸气，再迈右脚，再吸气，第三步迈左脚时呼气，第四步迈右脚时只呼不吸，如此四步一组，每分钟行走120～140步，每次走75分钟。每天走2～3次。注意每次收功时，仍需做三开合、三吸嘘，最后放松安静站立片刻结束功法。每日间练 4 ~ 6 小时，此功对肝硬化、肝癌、腹水、尿毒症、重度贫血症等不利，禁练。